浙江省名老中医专家传承工作室建设计划（GZS2017007）资助出版

浙江省一流学科（中医学）建设（浙政办函〔2016〕6号）资助出版

EXING ZHONGLIU

SI JIEDUAN KANGFU ZHIDAO

恶性肿瘤

四阶段康复指导

郭　勇　谷建钟　主编

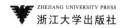

ZHEJIANG UNIVERSITY PRESS

浙江大学出版社

图书在版编目(CIP)数据

恶性肿瘤四阶段康复指导/ 郭勇,谷建钟主编.
—杭州:浙江大学出版社,2019.6(2024.2 重印)
ISBN 978-7-308-19397-9

Ⅰ.①恶… Ⅱ.①郭… ②谷… Ⅲ.①癌—康复
Ⅳ.①R730.9

中国版本图书馆 CIP 数据核字(2019)第 155677 号

恶性肿瘤四阶段康复指导

郭 勇 谷建钟 主编

责任编辑	冯其华(zupfqh@zju.edu.cn)
责任校对	沈国明
封面设计	项梦怡
出版发行	浙江大学出版社
	(杭州市天目山路 148 号 邮政编码 310007)
	(网址:http://www.zjupress.com)
排 版	浙江大千时代文化传媒有限公司
印 刷	浙江海虹彩色印务有限公司
开 本	710mm×1000mm 1/16
印 张	9
字 数	166 千
版 印 次	2019 年 6 月第 1 版 2024 年 2 月第 2 次印刷
书 号	ISBN 978-7-308-19397-9
定 价	48.00 元

《恶性肿瘤四阶段康复指导》编委会

主　编　郭　勇　谷建钟

编　　委（按姓氏拼音排序）

陈爱萍　崔一怡　丁　霞　谷建钟　郭　勇

李　妍　马艳红　阮善明　谭纯文　王　赟

徐　凯　徐玉芬　杨笑奇　姚庆华　袁凯施

张碧燕　张翔云　郑　健　郑丽丹　郑　翔

周华妙　周丽琴　朱翔贞　朱　影

序

　　随着社会的持续发展，人们的生活方式也在不断改变，而恶性肿瘤的发病率亦逐年升高，并已成为严重威胁人类健康的主要疾病之一，同时也是世界医学亟须攻克的难题之一。众所周知，中医学博大精深，在诊治肿瘤疾病方面独具特色。近年来倡导的肿瘤综合治疗更是通过中、西医学的和谐结合，充分发挥了中医药扶正祛邪、增效减毒的治疗优势，减缓或减少了各种并发症、副作用的发生，极大地提高了肿瘤患者的生活质量。随着中医药发展的不断深入，其也越来越受到人们的喜爱。让中医药真正融入人们的日常生活，从而有效地发挥其防病治病、养生保健的作用，是我们每位中医人担负的职责，浙江杏林的后起之秀——郭勇教授则已躬行实践。

　　郭勇教授在近 40 年的医、教、研生涯中，遵循古训而不泥古，锐意创新而不离宗，借厚实的中、西医学功底，在中西医结合论治肿瘤疾病方面独树一帜，主张恶性肿瘤治疗的中西医优势互补、有机结合，创新性提出了"中医肿瘤治疗的四阶段"学说，且学术硕果累累。郭勇教授继主编出版《恶性肿瘤及并发症中西医结合治疗》《恶性肿瘤并发症治疗》后，现又领衔其肿瘤学术团队编写了《恶性肿瘤四阶段康复指导》一书。

　　本书共分 10 章，以现代医学联合中医学的肿瘤治疗过程为切入点，分别从恶性肿瘤的现状、肿瘤康复的重要性、肿瘤患者常见症状与并发症的自我评估和处理、中医药在肿瘤不同治疗阶段的作用和地位、营养在肿瘤治疗中的地位、肿瘤患者的调摄和自我保健等方面进行了详尽的论述。本书集郭勇教授近 40 年的临证经验及抗癌理念，面向肿瘤患者及其家属，结合我国地域、文化背景，以医学科普的形式，重点介绍了肿瘤患者在康复过程中如何选择治疗方案，并针对肿瘤患者常见的心理、护理、食疗及饮食禁忌等问题进行了详尽的解答和阐述。本书内容既通俗、易懂，又专业、权威。

　　临证中，我也经常会遇到一些满腹疑问，虽经尽力解释，但还是不知所解的患者。我想，填补医患之间在专业知识方面的鸿沟，除需要医者更多耐心的解释外，还有赖于科普书籍等载体来传播、普及医学知识。可喜的是，郭勇教授领衔的肿瘤学术团队在精研医术的同时，于繁忙的医、教、研工作之余，秉承中医学"以人为本"的人文精神，精心编撰了本书。我深信，本书的出版将有助于肿瘤防治、治疗后康复等知识的普及，使患者及其家属真正感受到中西医结合治疗肿瘤的优势和魅力，从而树立战胜疾病的信心。此外，本书也可供临床医务人员学习、参考。

　　乐为序。

国医大师　　

戊戌年

前　言

近年来,随着肿瘤早期诊断技术的不断发展及各种治疗手段的快速进步,肿瘤患者的生存率得到了很大提高,肿瘤幸存者的数量也越来越多。然而,部分患者经各种方法治疗后,会产生不同程度的躯体功能或心理障碍。与此同时,随着社会的不断进步,医学模式由生物学模式逐渐向生物-心理-社会模式转变,医学观念也由简单的治病-救命向治病-救命-改善功能的方向发展,健康的定义不再是指没有疾病或机体虚弱状态的消除,还包括身体、精神心理和社会适应的完好状态。而肿瘤康复旨在通过综合、协调地运用各种措施,在肿瘤疾病和(或)治疗导致的损害范围内,最大限度地促使患者机体恢复健康,达到或保持患者生理、感官、智力精神及社会功能的最佳水平。

根据中医康复治疗理论及现代康复学的研究成果,结合郭勇教授肿瘤四阶段理论,我们全方位为患者制定个体化的肿瘤高效康复指导方案。本书共10章,重点阐述了肿瘤的中西医发生原因及目前主要的治疗方式和康复疗法;总述了不同阶段、不同肿瘤康复治疗方法及其作用、重要性。此外,本书从以下方面具体阐述了肿瘤康复的实际理论指导:应用中医七情等相关理论指导肿瘤患者的心理康复治疗;运用三级阶梯治疗方案及口服中药,针灸推拿,药物外洗、熏、敷、膏、贴、热熨等综合手段,对癌痛、癌性发热、抗肿瘤药物相关并发症进行康复治疗;应用太极拳、五禽戏、八段锦等运动疗法,以及中医食疗、针灸等理论指导躯体功能的康复治疗;构建营养素比例合理、食物四性五味不偏颇的膳食结构;分阶段治疗使目标更明确,更能充分地将中西医的不同特点综合运用于肿瘤康复治疗;借药物偏性平衡人体阴阳,同时动静结合,通补兼施,使用具有缓补、长效特点的膏方进行康复治疗;遵循中医养生的理论并将其运用于特殊季节的调摄及自我保健中,从而根据患者的体质和营养状况、治疗手段和阶段及症状等,更好地进行调摄和自我保健,以便患者及早恢复健康,并在躯体、精神、职业和社会适应能力等方面达到或维持最佳状态。

目　录

第1章　恶性肿瘤的现状

第1节　肿瘤概述

近年来,恶性肿瘤已成为一种常见的恶性疾病。我国恶性肿瘤的发生率和致死率正逐年上升,并已成为我国国民经济与社会发展的一个重要障碍。最新的中国肿瘤流行病学调查(全国72个流行病学调查中心返回数据)显示,2015年我国肿瘤新发病人数约为429.2万人,约占全球新发病例数的22%,而肿瘤所致的死亡人数约为281.4万人,约占全球肿瘤致死人数的27%。肺癌、胃癌、食管癌、肝癌是几个常见的致死率较高的癌种,其中肺癌的发病率和死亡率均位列第一。在我国,肿瘤的发病率和死亡率在城乡人口中差异较大。肿瘤在农村乡镇人口中的发病率约为213.6/10万,致死率约为149/10万;而肿瘤在城市人口中的发病率约为191.5/10万,致死率约为109.5/10万。肺癌、胃癌、肝癌为男性常见的三种肿瘤,同时也是致死率居前三位的肿瘤。乳腺癌、肺癌、胃癌则是女性常见的三种肿瘤,女性肿瘤致死率较高的前三种肿瘤分别为肺癌、胃癌、食管癌。2000—2011年,肿瘤的发病率以每年0.2%的幅度增长,其中女性肿瘤的发病率以每年2.2%的幅度增长;值得欣慰的是,近10年来,肿瘤致死率在逐渐下降,男性患者每年下降约1.4%,女性患者每年下降约1.1%。肿瘤的防治工作一直是国家医药卫生健康事业的重点。

通常我们将恶性肿瘤的发病原因简单分为外部原因和内部原因。外部原因主要有物理因素、化学因素和生物学致癌因素。物理因素主要指紫外线、电离辐射、机械性刺激或外伤等;化学因素指一些化学致癌物(如亚硝酸胺、芳香胺类、烷化剂及氨基偶氮类等)可造成机体内环境平衡失调,引起人体自身抑癌基因与癌基因发生突变,从而导致肿瘤的发生。值得关注的是,吸烟是目前诱导肺癌、前列腺癌、食管癌发生的重要的外部化学因素之一。而生物学致癌因素也在肿瘤的发生中发挥着至关重要的作用,如食物霉变后释放出的黄曲霉素、青霉酸等毒素都能诱导肿瘤发生。除真菌外,部分细菌及病毒也是重要的致癌因素,如幽门螺杆菌的发现不仅证实了细菌导致胃癌发生的病理分子学机制,而且为胃癌的治疗提供了新的方向。同时,一些常见病毒也是诱发肿瘤的重要因素,如 EB 病毒在鼻咽癌、恶性 T 细胞淋巴瘤的发生发展中起到了重要作用,乙肝病毒是病毒性肝炎演变为肝癌的一个重要因素,部分人乳头状瘤病毒感染会诱导宫颈上皮发生恶性演变,最终导致宫颈癌的发生。

人体作为一个有机整体,内部原因在肿瘤的发生中也起到了重要作用,主要表现在遗传因素、免疫环境因素、内分泌因素和精神饮食因素等方面。以遗传因素为主要病因的疾病,如家族性息肉病、视网膜母细胞瘤、肾母细胞瘤、神经纤维瘤病作为常染色体的显性性状,按照孟德尔遗传学规律传递,具有发生癌变的倾向。在内分泌因素中,女性性激素紊乱与乳腺癌和子宫肿瘤的发生有关,男性性激素紊乱与前列腺癌的发生有关。此外,机体的免疫环境遭到破坏或者发生紊乱也会导致肿瘤的发生或发展。机体免疫系统具有识别异常细胞或肿瘤细胞,将其消灭或破坏,防止肿瘤发生的作用,即免疫监视。人体内的 T 淋巴细胞能识别肿瘤细胞,并在受到肿瘤细胞刺激后转化为能攻击和杀伤肿瘤细胞的高效淋巴细胞,起到免疫监视的作用。当人体出现胸腺萎缩、被破坏或者存在免疫缺陷时,机体免疫监视功能减弱或者消失,肿瘤细胞易逃脱免疫监视。精神情绪及饮食变化会引起人体肠道细菌微生态、机体免疫微环境发生改变,对肿瘤的发生、发展也起到了至关重要的作用,这与中医学理论中的情志致病、过度进食肥甘厚腻致病的机制是不谋而合的。

随着社会、经济的持续发展,肿瘤的治疗方式也在不断更新。在临床肿瘤学中,根据不同的治疗手段可将肿瘤治疗分为外科治疗、放射治疗和内科治疗。

外科治疗作为肿瘤治疗最有效的手段之一,其最大优势是能够彻底清除较早的原发病灶和预防肿瘤的侵袭转移,为根治性治疗提供条件。肿瘤外科治疗已实现从单纯的肿瘤切除到现代肿瘤外科学的跨越,从单一手术治疗迈向了综合性治疗。肿瘤外科治疗的方式和技术也随着人们观念的转变而不断得到革新,正逐渐从根治术向改良根治术和保留功能的手术转型。与此同时,外科治疗逐渐与放射治疗、内科治疗结合并在肿瘤治疗中发挥着重要作用。

放射治疗(简称放疗)作为肿瘤的常规治疗手段已有 100 多年的历史。目前,临床上有 50%～70% 的肿瘤患者在病程中需要进行放疗。放疗已成为杀伤肿瘤细胞的一把"无影剑",临床上不少肿瘤如早期声门癌、鼻咽癌、皮肤癌、宫颈癌、霍奇金淋巴瘤等均需进行放疗。放疗承担了肿瘤根治性治疗、姑息性治疗和辅助性治疗等多重角色,成为目前发展最快的肿瘤相关学科。

而肿瘤治疗史上进步最快的方法就是肿瘤的化学疗法和生物治疗,两者可以改善肿瘤患者的病情,提高手术和放疗效果。从氮芥类药物的问世到细胞毒性药物的产生,再到新型分子靶向药物的出现和内分泌治疗药物的上市,化疗药物不断推陈出新,肿瘤内科学治疗体系也不断得到完善。但是,手术、放疗、化疗有时并不能完全清除肿瘤细胞,要杀灭肿瘤的残存细胞,还需依靠机体自身强大的免疫系统。基于此,肿瘤的生物治疗便应运而生了。肿瘤生物治疗旨在调控人体免疫系统,消除肿瘤带来的免疫抑制因素,增强免疫细胞的功能,持续性地发挥特异性抗肿瘤效应,从而控制或者杀灭肿瘤细胞。目前生物治疗主要有非特异性免疫刺激物、细胞因子、过继性细胞免疫治疗、单克隆抗体、肿瘤疫苗以及分子和基因治疗等。随着肿瘤治疗方案和药物的不断推陈出新,肿瘤外科治疗、放疗和内科治疗将不断融合,并成为肿瘤综合治疗的重要部分。

【参考文献】

[1] Chen W, Zheng R, Baade PD, et al. Cancer statistics in China, 2015. CA Cancer J Clin, 2016, 66(2):115-132.

[2] Chen W, Zheng R, Zuo T, et al. National cancer incidence and mortality in China, 2012. Chin J Cancer Res, 2016, 28(1):1-11.

[3] Zheng R, Zeng H, Zuo T, et al. Lung cancer incidence and mortality in China, 2011. Thorac Cancer, 2016, 7(1):94-99.

[4] Wei KR, Liu SC, Wei D, et al. Auto-coding of cancer registry data in China. Asian Pac J Cancer Prev, 2016, 17(6): 3021-3023.

[5] Rodina A, Wang T, Yan P, et al. The epichaperome is an integrated chaperome network that facilitates tumour survival. Nature, 2016, 538(7625): 397-401.

[6] Jacks T, Weinberg RA. Taking the study of cancer cell survival to a new dimension. Cell, 2002, 111(7): 923-925.

[7] Ledford H. Safety concerns blight promising cancer therapy. Nature, 2016, 538 (7624): 150-151.

[8] Schmidt C. Immunotherapy: controlled attack. Nature, 2016, 537(7620): 109-110.

[9] Slotman B. What is the optimal radiotherapy schedule for limited stage small cell lung cancer? Lung Cancer, 2017, 105(17): 52-53.

[10] Abrams JM. Competition and compensation: coupled to death in development and cancer. Cell, 2002, 110(4): 403-406.

[11] Bordonaro R, Cordio S, Uccello M, et al. Bevacizumab plus chemotherapy cost

effectiveness. J Clin Oncol, 2015, 33(32): 3840-3841.

[12] Gavin PG, Song N, Kim SR, et al. Immune signature to predict trastuzumab benefit: potential and pitfalls. J Clin Oncol, 2015, 33(31): 3671-3672.

第2节　肿瘤的中医学内涵和康复思路

我国关于肿瘤的认识已有很长的历史,早在殷周时代的甲骨文上便有"瘤"的记载。古人取名"瘤"字是由"疒"及"留"组成的,表明当时就意识到"此病有久留不去"的特性。先秦时期的《黄帝内经》对"瘤"进行了分类,如筋瘤、肠蕈、石瘕、积聚等,并对其症状进行了系统的描述,它们与现代医学中某些肿瘤的症状极为相似。《难经》在《黄帝内经》的基础上提出了有关良性肿瘤和恶性肿瘤的鉴别及预后。东汉张仲景所著的《金匮要略》则进一步发展了《难经》的理论。唐代孙思邈编撰的《备急千金要方》和《千金翼方》将"瘤"分成"瘿瘤""骨瘤""肉瘤""血瘤""石瘤""脂瘤""脓瘤"七种,且其中所记载的许多治疗肿瘤的方药一直沿用至今。

根据中医的正邪理论,肿瘤往往是自身正气不足、免疫力低下,加之长期饮食失宜、情志失调、劳逸失度、邪毒侵袭,导致机体气滞血瘀、痰凝湿聚而形成所谓的"积证"。因此,肿瘤的发生受到诸多因素的影响,通常人们将这些因素简单分为内因、外因和不内外因。

一、内　因

1. 正气不足

正气是存在于人体内的,具有抗病、祛邪等作用的一类精微物质,包括精、气、血、津、液。肿瘤往往由机体气血亏虚、脾胃运化失常,加之五脏六腑的毒素蓄积所致。现代医学认为,肿瘤的发生与机体免疫力低下有关,这与中医学的"正气存内,邪不可干""邪之所凑,其气必虚"的理论是相符的。

2. 情志失调

中医称喜、怒、忧、思、悲、恐、惊为七情,是人体七种正常的情志反应。但是,长时间的精神刺激会导致人体情绪反应过大,超出人体的正常调节范围,就会伤及机体,使气机紊乱、脏腑功能失常,中医称这种情况为"七情内伤"。金代医家张从正就曾指出"积之成之,或因暴怒喜悲思恐之气",说明肿瘤的发生与情志失调息息相关。清代医家尤在泾则进一步发展了这一理论,并且明确指出精神因素与肿瘤的发生密切相关。现代学者亦通过研究发现焦虑、抑郁、悲伤等不良情绪的蓄积往往导致肿瘤的发生。

二、外　因

1. 六淫外邪

中医所说的六淫,是指风、寒、暑、湿、燥、火六种外感病邪。六淫外邪导致的疾病往往具有外感性、季节性、区域性、相兼性等特点。六淫外邪不仅可以诱发诸多疾病,而且会导致肿瘤的发生。这是因为机体被外邪侵袭,脏腑功能受损,气血运行不畅,导致机体气滞血瘀,痰湿凝聚,积久而成肿瘤。

2. 环境因素

现代医学所说的化学性致癌物、物理性致癌物及病毒等,都属中医所讲的疫疠之气。机体患病与其所接触的环境密切有关。就目前人们所认识到的,气候、地质、土壤、水源、动植物生态等问题均会导致肿瘤的发生。致癌物质侵及人体,使机体阴阳失调、气血逆乱,日久成积,积久不化而成肿瘤。

三、不内外因

1. 饮食失宜

人体通过饮食获取生命所需的营养物质,从而化生水谷精微,使精、气、血、津、液充盈,进而维持机体的生命活动。而饮食失宜会伤及脾胃,影响机体消化吸收功能,从而造成人体气机升降紊乱。气血紊乱,湿浊内蕴,形成血瘀湿聚,就会导致肿瘤发生。饮食失宜主要包括以下三个方面。

(1)饮食不节　饮食不节包括饮食过多和饮食过少。饮食过多甚至暴饮暴食易导致机体消化不良、脾胃受损、转化吸收功能失常,从而影响气血运行,导致气血凝滞,引发肿瘤;而饮食过少甚至绝食则易导致机体气血生化乏源,久之机体气血不足,脏腑失养,就会导致肿瘤发生。例如,长期暴饮暴食,过食肥甘厚腻,易导致胰腺癌发生。

(2)饮食不洁　不卫生的饮食易导致邪毒留滞体内,损伤机体,久滞不化,就会导致肿瘤发生。例如,长期食用霉变、腌制、熏烤类食物,易导致肝癌、胃癌等消化道肿瘤发生。

（3）饮食偏嗜　嗜好某类食物，偏食、挑食，会导致人体脏腑气血、阴阳失衡，气机不利，脉络不通，从而引发肿瘤。例如，长期偏嗜辛辣的食物，易导致食管癌发生；长期偏嗜高脂膳食，易诱发乳腺癌和前列腺癌。

2. 劳逸失度

劳逸失度指人体过度劳累或安逸。劳累过度，包括体力过度、脑力过度、房劳过度，如长时间体力透支、熬夜劳作、用脑过度、性生活过于频繁，都可耗气、损阴、伤精，导致机体正气亏虚，引发肿瘤；而过度安逸，不参加任何活动和运动，好吃懒做，也会使机体气血运行不畅，抵抗力下降，导致肿瘤发生。

3. 年龄因素

随着年龄的增加，肿瘤的发病率显著升高，其原因一方面可能是随着年龄的增加，机体的抵抗力下降，就如长期运行的机器出现劳损，人体的脏腑器官也会发生损伤；另一方面，人体长期接触外界危险因素，也会促使肿瘤发生。

四、肿瘤患者的康复

生命在于运动。肿瘤患者进行科学、适量的康复锻炼，对机体康复具有非常重要的意义。一方面，患者在康复过程中通过人际交往，可减缓或消除自身恐惧、焦虑、抑郁等不良情绪，从而树立战胜疾病的信心，有利于保持一个较为健康的心理状态；另一方面，合适的康复锻炼能增强体质，提高机体抵抗力，改善患者身心，这对巩固疗效、促进机体康复具有积极的作用。

肿瘤患者康复的终极目标是最大限度地提高患者的生活质量，延长生存时间，最大限度地恢复肿瘤患者的身心健康与社会职能等。中医药联合手术、放疗、化疗、靶向治疗及微创治疗，可以有效提高临床疗效，减轻毒副作用，从而提高患者的生活质量，延长其生存时间。目前，比较推荐的有助于肿瘤患者康复的治疗方法主要包括以下几种。

1. 运动疗法

通过坚持练习太极拳、五禽戏、八段锦等具有中医特色的运动康复方法，鼓励患者主动进行康复锻炼，不但能调动患者的主观能动性，而且能通过动静结合的方法调节患者的气息运动。

2. 中医药康复

在肿瘤患者的康复治疗中，中医药在减轻放、化疗毒副作用，提高患者生活质量等方面具有较好的效果。中医药对肿瘤本身及放、化疗带来的疲劳乏力、潮热、癌性疼痛等症状都具有良好的缓解作用。

3. 食疗康复

肿瘤患者的中医食疗康复重视食物的四气五味及配伍禁忌,主张根据患者的病证进行辨证施治,为患者提供个体化的健康食疗方案。肿瘤患者的饮食形式有普食、软食、半流质及流质,应当根据患者的具体病情及消化、吸收能力分别选择相应的饮食。当患者合并有其他基础疾病时,应为其提供特殊饮食。例如,合并高血压的肿瘤患者,应给予低盐低脂清淡饮食;合并糖尿病的肿瘤患者,应给予糖尿病饮食等。

4. 心理疏导

肿瘤患者易出现恐惧、焦虑、抑郁等负性情绪,而这些情绪又会对病情产生不良影响,从而使患者陷入恶性循环。适当地开展心理疏导,鼓励患者表达他们所关心的有关疾病的问题,可以使患者正确认识疾病并敢于面对困难,提高患者的自理能力,激发他们的自信心,以使他们更好地配合治疗。我们推荐一种心理疏导方法——心理沙盘。它是一种以探索心理世界为目的的心理疏导手段,其基本的组成要素是一盘细沙、一瓶清水及各式各样的物件造型,加上治疗师的关注与投入、患者的自由表现与创造。在这个简易的设置中,患者内心的世界得以呈现,心灵得以充实与发展,则疾病治愈与转化的可能性也会大大提高。

5. 音乐疗法

大脑右半球主要控制人的情绪及行为,主导音乐活动;音乐对大脑右半球有着直接影响,其能调节情绪或行为,这是音乐疗法的可行性依据。肿瘤患者的中医音疗康复推荐五行音乐。五音,即角、徵、宫、商、羽。五音对应五行,即木、火、土、金、水。五行与人体内相应脏器(肝、心、脾、肺、肾)的功能活动、人的五志(怒、喜、思、忧、恐)相连,不同的音乐能激发人的不同情绪,从而改善人体气机的运行,增强脏腑功能,进而达到治疗疾病的目的。

6. 绘画疗法

绘画治疗是让患者通过画画的创作形式,利用非语言类的工具,让患者将潜意识中压抑的情感呈现出来,并且在创作的过程中获得疏解,从而达到诊断与治疗疾病的目的。

【参考文献】

[1] 郭勇. 恶性肿瘤及并发症中西医结合治疗. 北京:人民军医出版社,2014.

[2] 周岱翰. 中医肿瘤学. 北京:中国中医药出版社,2011.

[3] 汤钊猷. 现代肿瘤学. 上海:复旦大学出版社,1993.

第2章　肿瘤康复的重要性

肿瘤康复治疗学是临床肿瘤学的一门新兴学科和重要组成部分,其主要针对肿瘤患者的身体、心理障碍进行综合干预。世界卫生组织(WHO)对其定义如下:最大限度帮助患者改善因肿瘤及治疗所导致的躯体和(或)心理功能障碍、工作能力下降等问题。肿瘤本身及其治疗(如化疗、放疗等)都可能导致人体许多器官功能出现问题,如疼痛、脱发、运动障碍、周围神经感觉受损、感觉缺失、麻痹、淋巴水肿、疲乏甚至截肢等,而且这些功能障碍在肿瘤诊断、治疗后往往会进一步加重。不仅如此,疾病还会使患者的经济负担加重、就业受到影响及活动受限,他们普遍存在各种社会心理学问题。肿瘤康复治疗就是针对患者的身体、心理障碍进行综合干预,以使患者的各项功能达到或基本达到患病前的水平,去除或减轻晚期患者的并发症,帮助患者达到各方面的最佳状态。近年来,随着肿瘤幸存者数量的增加(即被诊断为癌症的人群数量增加),肿瘤康复在欧美国家逐渐兴起并不断发展。医学界普遍认为,肿瘤康复应贯穿于肿瘤患者的诊断期、治疗期、治疗后的整个过程。中国康复医学始于1982年,至今已形成一个初具规模的体系。有研究认为,中国康复医学的主要模式是临床康复,即通过康复机构、社区两种服务方式对患者进行康复训练。伴随临床康复学派、中医康复治疗学派、中西医结合康复学派的不断发展、壮大,康复医学在多领域、多学科逐渐实现一体化。

一、中医辨证论治在肿瘤康复中的重要性

肿瘤中医康复是我国肿瘤康复的特色部分,且发挥着重要作用。肿瘤中医康复指应用各种具有中医特色的康复治疗手段,并有机地结合现代医学方法,促使患者的生理功能、心理状态尽可能恢复到正常水平,从而使患者回归到正常的社会生活、工作中。

郭勇教授在此方面具有丰富的研究与实践经验,他提出了中医"四阶段"(围

手术期、辅助治疗期、随访观察期、姑息治疗期）治疗模式。虽然目前针对国内患者在制定治疗方案时多遵循循证医学推荐的指南，但是中医仍然可以作为辅助治疗手段，将不同阶段的现代医学治疗方式作为病因病机进行辨证施治。下面我们以大肠癌的四阶段治疗为例进行探讨。

1. 肿瘤围手术期的中医康复治疗

大肠癌最主要也是最重要的治疗方式之一就是外科治疗，而根治性切除术是治愈大肠癌的唯一希望。术前患者体内有瘤、术后患者体内无瘤，再加上麻醉、手术及心理创伤等因素的影响，患者的中医证候会发生动态变化。临床研究发现，大肠癌患者术前多为实证，治以通腑泻实、改善手术条件为主。术后患者体内肿瘤去除，加之手术创伤，多为虚证，治以扶正补虚为主，并对症处理术后腹胀便秘、感染发热等并发症。围手术期中医治疗对提高患者机体免疫力、促进大肠癌患者术后胃肠功能恢复及改善整体状态等都起到了十分重要的作用，它既能巩固和提高肿瘤的治疗效果，又可保证后续治疗的顺利进行，这充分体现了中医康复治疗的优势。

2. 肿瘤辅助治疗期的中医康复治疗

大肠癌辅助治疗期以放、化疗为主要治疗手段，这一阶段的中医证候因受到放、化疗的影响，故有别于其他阶段。患者经放、化疗后，身体往往较虚弱，此时病机特点是正虚邪微，中医康复治疗应以扶正为主，提高患者对放、化疗的敏感性，降低放、化疗的毒性，提高放、化疗的完成率，从而提高治疗效果。从基础、临床观察与实践中总结得出，这一阶段的中医证候可分为气血亏虚证、肝肾阴虚证、脾虚湿阻证、湿热蕴结证和瘀血内停证五类，其中以脾虚兼湿热、瘀滞最为常见，这类证型易造成腑气不通，故多加用陈皮、半夏等理气燥湿药，及山药、扁豆等益气健脾药。同时，中医康复治疗也包括减少放、化疗引起的毒副作用。部分患者在化疗期间易出现消化道反应，主要表现为胃纳欠佳、痞满、嗳气、泛酸、恶心、呕吐、腹胀、便秘或腹泻等，这是由于化疗药物损伤脾胃，导致或加重了脾虚症状。因此，要注重健脾护胃，理气化湿。部分患者经化疗后会出现白细胞、血小板计数降低等骨髓抑制症状，出现头晕、心悸心慌、面色㿠白、唇舌淡白、疲乏肢软等现象，机体正气虚弱，脾肾两亏。此时，我们可以加用补肾健脾、益气养血类药物。化疗会对部分患者的末梢神经造成损伤，主要表现为肢端麻痹、冷痛、酸楚不适。这些症状在中医理论中属于血虚所导致的脉络痹阻，治疗以养血通络为主。为此，郭勇教授在临床上使用中药泡脚经验方（鸡血藤、络石藤、虎杖根、威灵仙、桂枝、川芎、玫瑰花、红花），以缓解奥沙利铂等化疗药物所致的神经毒性,且效果显著。

从中医学角度来讲,放疗属"热毒"范畴。热毒聚集于下焦可出现腹泻、里急后重(下腹不适,欲解大便,然而又肛门重坠,排便困难)、肛门灼热等放射性肠炎症状;热毒入侵日久,易耗伤气阴,出现口渴欲饮、低热盗汗、疲倦乏力等气阴两虚证候。郭勇教授以沙参麦冬汤为基础,药用南沙参、北沙参、天冬、麦冬、玉竹、石斛、百合等益气养阴药物,酌加陈皮、谷芽、麦芽等运脾护胃药物,阴虚甚者加生地黄、牡丹皮、地骨皮等,可有效减轻放疗所致的毒副作用。

3. 肿瘤随访观察期的中医康复治疗

大肠癌属中医学"肠中积聚""腹痛伏梁""便血""脏毒"等范畴,在病机上,"本虚标实"贯穿了整个疾病过程,也主导着扶正、攻邪二法在不同阶段的侧重点。因此,在大肠癌患者的康复治疗过程中,运用中医思维,将现代医学的主要治疗方式视为攻邪,中医扶正抗邪,根据各阶段的特点,采用中西医结合的治疗方式制定合适的治疗方案,以使患者获益最佳。对于随访观察期患者,郭勇教授认为治疗的重心在于"虚"。在该基本因素下,再结合患者先天体质、后天生活习惯及病后调理情况与情志等因素,就会产生各种证型,并归纳为以下几个特点:①正气易虚损;②易受邪或继发实邪;③易损难复;④余邪潜伏,不易清除。由于治疗手段或药物的毒副作用持续时间长、范围广,因此易出现脾虚症状或加重原有的脾虚症状,进而影响肝肾、脾胃、血象与骨髓等,造成脏腑组织损伤或功能抑制,导致机体修复及体力恢复需要更长时间。在大肠癌随访观察期,其治疗原则以"禁燥烈,禁苦寒,禁乏气"为要。在生活调理方面,患者应遵循"起居有节,饮食有度,无妄作劳",切勿在体力自觉良好时急于恢复,增加体力劳动或匆忙就业;无须担心、猜疑疾病是否完全治愈,或终日恐惧、惶惶不安,产生忧郁或急躁等不良情绪,或拒绝就医、远离人群,或盲目就医、乱投偏方等。同时,保持轻中度体力劳动及适当的社交活动与心理辅导,有助于改善肿瘤患者疲劳、乏力等相关症状,使患者在复发率、生存期、生活质量等方面间接获益。

4. 肿瘤姑息治疗期的中医康复治疗

姑息治疗期指患者发现肿瘤时已经出现远处转移,并且无法施行根治性切除术,或者术后复发,已无法根治,治疗以改善患者生存质量为目的,而不是延长生存时间的阶段。姑息期治疗主要以姑息性放、化疗和对症支持治疗为主。中医康复治疗可以辅助放、化疗,增强放、化疗效果,减少其毒副作用,并能治疗晚期大肠癌肠梗阻、癌性发热、恶病质等并发症,改善患者身体状况,提高患者的生存质量。该期中医证候可分为正、虚、邪、实四类。久病可致患者脏腑阴阳、气血虚损,而肿瘤生长属于痰瘀邪毒所致的实证,其治疗以扶正祛邪为大法。若正虚不甚,邪毒炽盛,则以清热解毒、消积祛邪为主,兼以扶正;若以正虚为主,则先补虚扶正,调养体质,兼以祛邪。

此外,中医康复治疗还包括心理康复。在中医学理论体系中,情志也是肿瘤的病因之一。临床研究回顾证实,情绪因素与肿瘤的发生和预后有着密切的关系。肿瘤患者相较于正常人,可出现更加严重的抑郁及心理焦虑症状,并且处于高度抑郁状态的患者相较于其他状态的肿瘤患者,其死亡率约高 2 倍,由此说明抑郁情绪可导致肿瘤发生或加快肿瘤的发展。中医七情相胜理论认为,欣快之情可以使人体血脉通利、气血调和,使悲哀忧愁的病态得以平复。同时,良好的周边环境,包括良好的医患关系、融洽的亲属关系及和谐的社会关系,也可以促进患者身心健康,因此拥有较多社会支持的患者通常有着较高的身心健康水平。

中医养生指导下的食疗对肿瘤康复治疗也有协同促进作用。美国癌症协会(ACS)在肿瘤饮食与运动指南中提出:饮食对肿瘤治疗后患者的病情进展、复发风险及总生存期有一定的影响,合理的膳食结构有利于肿瘤患者康复。中医讲究药食同源,因此其十分注重食物的四气五味及配伍禁忌,辨证论治为患者制定合理的食疗康复方案。例如,脾虚湿阻证患者忌食油腻、肥甘厚味、生冷海鲜之品,宜给予清淡饮食;肝胃不和证患者忌食辛辣之物,且忌过多食用葡萄、甘蔗、草莓等;脾胃虚寒证患者忌过多食用梨、西瓜、甲鱼等寒凉滋腻之物。而部分食物具有提高机体免疫力、抑制肿瘤生长的作用,如灵芝、香菇、黑木耳、蘑菇等;部分食物富含人体必需的维生素及微量元素,能增强人体免疫功能,如胡萝卜、蕨菜、莴苣等。

综上所述,中医肿瘤康复是肿瘤康复治疗的重要组成部分,其精髓与核心是辨证论治,其治疗可贯穿于肿瘤患者病程的各个阶段,结合患者的临床症状,在辨证施治的理论指导下,为肿瘤患者制定个体化并且具有鲜明中医特色的肿瘤康复治疗方案。郭勇教授的肿瘤四阶段康复治疗模式将动态观察与辨证结合,明确病程各阶段的症状,兼顾各阶段病程中现代医学治疗产生的不良反应,并以此作为病因病机施行个体化治疗,这对肿瘤患者的康复具有重要的协同、促进作用。

二、现代医学治疗在肿瘤患者康复中的作用

肿瘤生长压迫神经、血管、内脏,或肿瘤浸润周围组织,手术及放、化疗引起的神经或组织损伤,均会引起疼痛。疼痛可能源于受损的躯体内脏或器官神经,

也可能源于心理变化。据统计,约有 1/4 新诊断的肿瘤患者、1/3 正接受治疗的肿瘤患者、3/4 晚期肿瘤患者存在不同程度的疼痛。疼痛常伴有焦虑、恐惧等不良情绪、反应,因此针对癌症相关疼痛进行康复治疗是十分重要的。WHO 推荐的三阶梯治疗方案是临床上最常见也最常用的癌痛治疗措施。该方案采用非阿片类镇痛剂(如吲哚美辛、塞来昔布)、弱阿片类镇痛剂(如曲马多、布桂嗪)与强阿片类镇痛剂(如盐酸氢考酮、芬太尼),并辅以三环类抗抑郁剂(如阿米替林)和激素类药物等,以达到增强镇痛效果、减少麻醉性镇痛剂的级别和剂量的目的。对于肿瘤骨转移引起的癌痛,放疗具有良好的镇痛效果;此外,经皮神经电刺激、局部神经阻滞对缓解癌痛也有一定的效果。

三、躯体功能康复在肿瘤患者康复中的作用

肿瘤患者在患病,手术、放化疗后机体功能损耗及全身各系统器官功能衰减情况下,需要适时进行躯体功能康复治疗。目前常用的康复措施有以下几种。

(1)康复护理　对于长期卧床的患者,需要定时翻身,保持适当体位,防止皮肤受压。

(2)运动疗法　应进行适合患者全身情况的运动,体质较弱的卧床患者可直接在床上进行肢体躯干活动,防止出现坠积性肺炎、肌肉萎缩等并发症。

(3)职业康复　对于处于就业年龄、癌症病情稳定、全身情况良好的患者,可根据其功能状况和体力进行职业技能训练,以恢复其原来的工作或更换合适的工作。

(4)形象康复　对于癌症治疗后因组织器官缺损、形象受损而发生心理障碍者,应及时进行整形、整容或安装假体,尽可能补偿疾病带来的缺陷,以利于患者心理与组织器官功能康复,使其尽早回归社会。

四、营养治疗在肿瘤患者康复中的作用

肿瘤营养疗法(CNT)是计划、实施、评估营养干预,以治疗肿瘤及其并发症或改善机体状况,从而改善肿瘤患者预后的一种治疗方法。由于肿瘤的全身或局部影响,肿瘤患者对肿瘤的反应以及抗肿瘤治疗受到干扰,其往往存在摄入量减少、吸收障碍、代谢紊乱、静息热量消耗增加等情况,因此更易发生营养不良。营养不良的肿瘤患者对放、化疗及手术的耐受力下降,对抗治疗反应的敏感性也会降低。此外,营养不良的肿瘤患者其并发症更多,所需的医疗费用更高,而生

存时间更短。因此,对于肿瘤患者,应积极给予营养治疗,营养治疗对肿瘤患者康复具有重要的意义。营养治疗应该是肿瘤患者最基本且必需的基础治疗措施。理想的肿瘤患者的营养治疗应实现两个"达标",即热量达标、蛋白质达标。

五、心理支持在肿瘤患者康复中的作用

由于恶性肿瘤的死亡率较高,且预后较差,因此患者极易产生负性情绪,如焦虑、抑郁、恐惧和担忧等,这些均是患者常见的心理反应,而且贯穿疾病的始终。如果患者的心理反应过于消极或负性情绪存在时间过长,就会使机体出现激素不平衡、肾上腺素分泌增加,而免疫功能下降,治疗副作用增加,从而使治疗效果受到影响。此外,负性情绪还可能导致肿瘤复发、转移及恶化,从生理、心理、社会和生活状态等方面影响肿瘤患者的康复,降低患者的生活质量。因此,重视肿瘤患者的心理问题,通过各种途径与方法,给予恰当的心理干预,以有效缓解肿瘤患者的身心症状,并对其康复起到十分重要的推动作用。

六、小　结

肿瘤患者在经过各种治疗后会产生不同程度的躯体功能障碍或心理障碍。而肿瘤康复能最大限度恢复肿瘤患者的生理、心理、工作和社会能力。传统医学将中药、针灸、食疗等疗法联合运用于肿瘤康复,并发挥了重要的作用,且在改善放、化疗引起的不良反应、营养障碍、躯体功能障碍及心理障碍等方面具有独特的优势。

【参考文献】

[1] 何曦冉,李萍萍. 老年肿瘤康复需求与目标. 世界科学技术——中医药现代化, 2015, 17(12):2470-2473.

[2] Silver JK, Baima J, Newman R, et al. Cancer rehabilitation may improve function in survivors and decrease the economic burden of cancer to individuals and society. Work, 2013, 46(4): 455-472.

[3] Silver JK, Baima J. Cancer prehabilitation: an opportunity to decrease treatment-related morbidity, increase cancer treatment options and improve physical and psychological health outcomes. Am J Phys Med Rehabil, 2013, 92(8):715-727.

[4] Wolfe SL. Quality of life through rehabilitation at end of life. Cancer Pract, 2002, 10(4):174-178.

[5] 卓大宏. 中国当代康复医学发展的大趋势. 中国康复医学杂志, 2011, 26(1):1-3.

[6] 王辉, 郭勇. 大肠癌的中西医结合"四阶段"治疗探讨. 福建中医药, 2011, 42(5): 48-50.

[7] 蒋立文, 郭勇. 郭勇教授中医治疗辅助期大肠癌经验浅析. 全国中医肿瘤学术年会论文集, 2013:765-767.

[8] 李介义, 郭勇. 大肠癌随访期中医虚劳论治观. 光明中医, 2011, 26(4):679-680.

[9] 糜迅, 陈建斌, 邵银进. 癌症康复的研究进展. 中国伤残医学, 2012, 20(10): 154-156.

[10] 贾玫, 陈信义. 肿瘤患者社区康复重在心理干预. 北京中医药大学学报(中医临床版), 2008, 15(3):9-10.

[11] Rock CL, Doyle C, Demark-Wahnefried W, et al. Nutrition and physical activity guidelines for cancer survivors. Ca A Cancer J Clin, 2012, 62(4):243-274.

[12] 罗洁. 中医食疗在肿瘤病中的临床应用研究. 中国医药指南, 2013, 11(34): 215-216.

[13] 王霞, 杨宇飞. 肿瘤康复的研究进展, 世界科学技术——中医药现代化, 2015, 17 (12):2490-2496.

[14] 中国抗癌协会, 中国抗癌协会肿瘤营养与支持治疗专业委员会, 中国抗癌协会肿瘤康复与姑息治疗专业委员会, 等. 肿瘤营养治疗通则. 肿瘤代谢与营养电子杂志, 2016, 3(1):28-33.

[15] 徐恩斌, 蔡永国, 白厚喜, 等. 消化系恶性肿瘤患者的心理状况及生活质量调查. 中华现代内科学杂志, 2007, 4(3):216-217.

[16] Matsushita T, Matsushima E, Maruyama M. Anxiety and depression of patients with digestive cancer. Psychiatry Clin Neurosci, 2005, 59(5):576-583.

[17] 黄丽, 杨延忠. 社会支持:肿瘤护理中值得重视的一种理念和方法. 中华护理杂志, 2002, 37(8):631-633.

第3章　肿瘤患者常见症状与
并发症的自我评估和处理

　　患者自我感觉不适，通常是疾病发生的先兆。恶性肿瘤在早期阶段常没有任何症状，一旦发现往往已到疾病中晚期。同种肿瘤在不同患者身上会有十余种甚至更多截然不同的症状表现，这就要求我们对常见肿瘤的症状进行辨别，以便能够尽早发现疾病，争取根治机会。祖国医学将诸多症状的总和归纳为"证"，中西医两者结合是我国医学的一大优势。

一、六大常见肿瘤的症状、体征

1. 原发性支气管肺癌

　　原发性支气管肺癌，即为人们常说的"肺癌"。肺癌最常见的症状是咳嗽、咯血、胸痛和发热等。如果肿瘤影响到人体某些支配声带活动的神经，就可能导致声音嘶哑，压迫到血管则可能造成面部水肿。此外，肺癌还会通过淋巴管转移到机体其他部位，此时常见体征是在锁骨周围区域（尤其是锁骨上方）触及肿大的淋巴结。

2. 胃　癌

　　早期大部分胃癌没有明显症状，即使到晚期患者也往往只是出现体重减轻、厌食、疲劳、乏力或上腹部疼痛等，缺乏特异性表现。部分发生在胃上端入口的肿瘤可导致吞咽困难，如果肿瘤已弥漫到整个胃部，就会出现进食少量食物即感饱胀的现象；若病变发生在胃下端出口，则可能发生梗阻，导致持续性呕吐。

3. 原发性肝癌

　　肝癌往往也只在中晚期才表现出明显症状，包括右上腹疼痛、厌食、腹胀、发热、乏力和消瘦等。部分患者待出现黄疸、腹水、肿瘤破裂出血才被发现。我国慢性乙型肝炎的发病率较高，乙肝患者肝癌的发生率更高，故应定期进行复查。

4. 结直肠癌

结直肠癌,即为人们常说的"大肠癌"。结直肠癌往往在肿瘤体积增大到一定程度时才出现症状,如食欲减退、乏力、腹痛、排便习惯改变(如腹泻、便秘,或腹泻、便秘交替出现)、黏液脓血便,部分患者以肠梗阻为首发症状。病变在直肠时,可表现为大便变细、便中带血,有些直肠癌患者会出现腹部疼痛,欲排便,肛门有下坠感,蹲下后又无便感或排便很少,即中医所谓的"里急后重"症状。

5. 食管癌

早期食管癌患者的吞咽功能一般不会出现明显障碍,部分患者吞下食物后可出现轻微的哽咽感或者咽下后胸骨后疼痛、食物通过食管的过程中有停滞感。大部分中晚期患者会有吞咽困难表现,吞咽痛更加明显,甚至出现呕吐、梗阻症状。

6. 乳腺癌

乳腺癌最常见的早期症状是出现乳房无痛性的小肿块。需要注意的是,有些患者在自查时手法错误,误认为抓捏到的乳腺组织是肿块而前来就诊,并产生不必要的心理负担。因此,女性在自检时要注意将四指并拢放在乳房上,按顺时针方向轻压滑动,以免发生错误或遗漏。另外,应选择合适的自查时间,建议在月经开始后自查,避免受到乳腺生理性增生的干扰。如果乳房表皮出现如酒窝样的凹陷或出现类似橘皮的散在凹凸点,或乳头向里凹陷,有异常的渗血渗液,那么提示疾病已经进展或进展至中晚期。但必须指出的是,一部分人先天性乳头凹陷,这并非肿瘤侵犯的表现。

二、肿瘤常见的并发症

1. 癌性疼痛

疼痛作为癌症患者最常见的并发症之一,严重影响患者的生存质量。约有1/4的癌症患者在初诊时即出现疼痛,晚期癌症患者疼痛的发生率更是高达60%～80%。因此,癌症患者对疼痛的认识及处理尤为重要。中医认为,癌痛主要分为"不荣则痛"的虚证和"不通则痛"的实证。

(1)癌痛的评估 通常将疼痛程度由弱到强依次用0至10共11个数字表示,0表示没有疼痛,10表示最剧烈的疼痛,患者自己选择一个最能代表自身疼痛程度的数字。按照疼痛对应的数字将疼痛分为轻、中和重度。

轻度疼痛(1—3),即有疼痛但可忍受,生活正常,睡眠无障碍。

中度疼痛(4—6),即疼痛明显,不能忍受,要求服用镇痛药物,睡眠受到干扰。

重度疼痛(7—10),即疼痛剧烈,不能忍受,需要用镇痛药物,睡眠受到严重干扰。

癌痛的处理:癌痛发生后,一方面需要在专业医师的指导下针对病因进行手术、放疗或化疗等治疗,另一方面需要使用镇痛药物控制疼痛症状。在这个过程中患者及其家属不需要掌握专业的治疗方法,但要正确认识癌痛,才能理解和配合治疗,从而获得最佳的治疗效果。

(2)真实、主动地向医护人员描述疼痛程度　在临床上,医护人员发现部分患者因抗拒镇痛药或自身忍耐力强而刻意隐瞒疼痛症状。其实忍痛对患者有害无益。实践证明,80%~90%的癌痛可通过镇痛药物治疗得到有效控制,但在我国,仅41%的癌症患者的疼痛得到了有效缓解,该比例在晚期癌症患者中更是低至25%,大量癌症患者因治疗不足而忍受疼痛的折磨。

(3)不得擅自调整镇痛药用药时间　镇痛药物治疗的原则之一是按时给药,如每12小时或每8小时服用一次,而不是感觉到疼痛后再服药。只有按时使用镇痛药,才能使患者所需的镇痛药强度和剂量最低,也更安全、有效。

(4)理性对待强阿片类镇痛药的成瘾性、耐药性　部分患者将吗啡视作"毒品",因害怕成瘾而拒绝服用。其实在癌痛治疗时,患者发生成瘾是罕见的,其发生率小于1%。此时考虑到患者因重度疼痛所承受的痛苦,一般无须对成瘾的可能性过分纠结。而且,并不是一旦使用阿片类药物,患者就必须终身用药。当疼痛病因得到控制或完全消除后,患者可以随时安全停药。

另外,部分患者已经出现剧烈疼痛,但担心过早使用吗啡导致镇痛效果下降而坚持忍受疼痛。其实,患者应该相信医师作为专业人员对给药时机的判断。而且,吗啡类药物可以通过增加用量来提高疗效,且没有封顶效应。绝大多数癌痛可以通过镇痛药物治疗得到有效控制,既然疼痛加重后仍能够通过增加药物用量得到控制,那么患者就没有必要承受这种疼痛。

(5)正确认识非甾体类抗炎镇痛药及阿片类镇痛药的副作用　部分患者认为非甾体类抗炎镇痛药,如常用的阿司匹林等,其副作用较阿片类镇痛药小,因此在镇痛效果不佳后,往往通过两种非甾体类抗炎镇痛药联用或加量的方法来控制疼痛,而拒绝使用阿片类药物。其实,阿片类药物比非甾体类抗炎镇痛药更安全、更有效,且无肝、肾等器官毒性作用。如果连续使用两种非甾体类抗炎镇痛药镇痛效果仍不佳甚至无效,那么就应改用其他镇痛方法。需要注意的是,任何非甾体类抗炎镇痛药都不宜长期、大量使用,这是因为随着用药时间的延长,出现胃肠、肝、肾、血小板毒性作用的可能性也会随之增加；而且不推荐同时使用两种非甾体类抗炎镇痛药，这是因为联合用药疗效可能不增加，而副作用可能加重。其实阿片类镇痛药的副作用并不严重，最常见的是便秘、恶心呕吐、呼吸抑制、尿潴留等，大多数是可防可控可解救的。阿片类镇痛药的不良反应除便秘外，大多只是暂时而且可以耐受的。

此外，中医也为镇痛治疗提供了多种可供选择的补充手段。中医在疼痛治疗中采取"通"和"补"的方法，通过口服中药、针灸、推拿，以及药物外洗、熏、敷、膏、贴、热熨等手段，发挥着显著的镇痛效果。

2. 抗肿瘤药物相关并发症

化疗是大多数恶性肿瘤的常用治疗方法，同时化疗药物的毒副作用也给患者带来了极大的身心痛苦，因而认识和防治这些毒副作用显得尤为重要。目前，中西医结合下的多种手段已能控制大多数毒副作用。

大部分化疗药物会引起不同程度的骨髓抑制。骨髓抑制通常表现为血常规检查白细胞、红细胞、血小板减少。除亚硝脲类和部分烷化剂类药物引起的骨髓抑制通常出现较晚、严重且难以恢复外，其他一般的抗癌药物引起的骨髓抑制多在2～3周即可恢复正常。

临床上部分患者在化疗后并不遵照医嘱复查血常规，如果出现血细胞减少，就有可能威胁他们的生命。患者应对血细胞减少的危害有一基本认识：当白细胞减少时，患者发生严重感染的概率会上升；与红细胞数目密切相关的血红蛋白减少，即人们通常说的"贫血"，它会影响患者的生活质量和生存时间；血小板减少则会增加患者出血死亡的风险。因此，骨髓抑制的后果是十分严重的，患者应重视血常规复查。此外，还需要注意的是，若患者看不懂检验结果，则应及时联系专科医师进行判读，切勿检验后对结果不闻不问。

大多数化疗药物会引起不同程度的消化道毒性，其常见表现为恶心呕吐、腹泻、便秘、口腔溃疡等。这些症状通常发生在住院治疗期间，专科医师在运用各种药物和手段进行预防与治疗后，一般可以避免发生或使其得到缓解，如患者在院外发生严重的消化道反应，则应及时就诊治疗。此外，肝、肾功能损伤也是化疗的常见不良反应，患者需要遵医嘱定期复查肝肾功能，切勿随意用药，尤其是某些草药偏方。其他化疗相关并发症包括心脏及神经毒性。在使用具有心脏毒性的化疗药后，患者应遵医嘱定期复查心脏彩超、心电图，并定期监测血压。

以上化疗相关并发症的发生率高，且对生命威胁大，但患者往往未给予足够的重视。此外，因为误解而常被过度重视的一种化疗不良反应是脱发。化疗引起脱发的原因是毛囊内增殖较快的细胞死亡，导致毛发脱落。但是，并不是所有的化疗药物导致脱发的概率是一样的,如 80%～100% 应用阿霉素类化疗药的患者有不同程度的毛发脱落,而几乎 100% 的患者在应用依托泊苷后都会导致脱发。那么,是不是脱发后就再也长不出头发了呢? 其实并不一定。一般情况下,毛发脱落在停药后 1～3 个月即可恢复生长,且重新长出的头发比原来的头发更黑、更有光泽。脱发对患者,尤其是女性患者的心理打击十分大,甚至部分患者因此而拒绝化疗,其中一个重要原因是对脱发存在误解,他们认为所有的化疗药物都会引起脱发,而一旦头发掉光,就再也长不出来了。其实,患者在脱发期间可以通过戴假发来进行修饰,与暂时脱发带来的精神打击相比较,挽救生命显然更为重要。

3. 癌性发热

约 2/3 的肿瘤患者在病程中伴有发热。癌性发热属于非感染性发热,一般体温不超过 39℃,多见于晚期癌症伴恶病质或广泛转移和肿瘤生长速度快、恶性程度高的患者。由于病因不明,因此西医主要以对症治疗为主,包括物理降温(如冰袋降温)和药物治疗(常用非甾体类抗炎镇痛药和激素)。中医将其归为"内伤发热"范畴,通过汤药、针灸、食疗和外治相结合的方法,可以提高西医治疗的效果。

【参考文献】

[1] 卢铀. 临床肿瘤学. 成都:四川大学出版社,2009.

[2] NCCN. Cancer Pain. Clinical Practice Guideline in Oncology Version 1, 2012.

[3] 李佩文. 恶性肿瘤并发症实用疗法. 北京:中国中医药出版社,1995.

[4] 郭勇. 恶性肿瘤及并发症中西医结合治疗. 北京:人民军医出版社,2014.

第4章 中医药在肿瘤不同治疗阶段的作用和地位

　　随着社会的持续发展,人们的生活方式不断发生改变,而肿瘤的发病率也呈逐年上升的趋势,目前肿瘤已成为严重威胁人类健康的多发病、常见病。虽然现代医学在诊疗肿瘤方面取得了很大进展,但即便如此,肿瘤的治愈率仍然不高,其整体治疗有效率只有60%～70%。因此,探求新的、有效的治疗方案、途径和手段是临床肿瘤治疗学的迫切要求。中医药治疗恶性肿瘤已有数千年历史,是我国肿瘤治疗的特色之一。相关统计资料表明,2/3以上的恶性肿瘤患者在接受现代医学治疗的同时也在运用中医药治疗。因此,可以认为在肿瘤的综合治疗中,中医药的应用是相当广泛的。但对中医药在肿瘤治疗中的作用和地位,人们却有很多不同的看法,有些文章任意夸大中医药在肿瘤治疗中的作用,甚至有人提出中医药可以替代现代医学的肿瘤治疗,这显然对中医药缺乏客观和全面的认识。虽然中医药目前在肿瘤治疗中被广泛应用,但是至今尚无任何证据证明单用中医药可以治愈肿瘤,它只能与其他方法配合治疗肿瘤,如与手术、化疗、放疗、生物治疗等配合。正是有了中医药,肿瘤内科的内涵才会更加丰富,但切不可本末倒置、喧宾夺主。

　　近年来,中医药在肿瘤综合治疗中发挥了重要作用,主要表现在以下几个方面:中医药可以防治肿瘤放、化疗带来的毒副作用;中医药与西医疗法有协同作用(提高肿瘤治疗的近期及远期疗效);中医通过辨证施治,可在一定程度上改善患者的症状,增强机体免疫功能等。但是,对于如何与现代肿瘤治疗相结合,长期以来仍存在一定误区。肿瘤患者的诊治大致可分为围手术期、辅助放化疗期、随访观察期及晚期姑息治疗期四个阶段,而中医药在不同阶段所发挥的作用是不一样的。

　　手术治疗是目前最为有效的肿瘤治疗方法,早期患者可以达到根治。早期肿瘤术后一般不需要放疗或化疗。有研究显示,早期肿瘤术后采用放疗或化疗者,与未施行放、化疗者相比,其5年、10年的复发率、转移率并未降低,其原因可能是此时肿瘤已完全切除,放、化疗不但没有充分指征和依据,而且会降低人体的抗病能力。而采用中医药扶正固本,兼顾抗癌治疗,不但能促进患者康复,而且可以提高患者的免疫力,增强患者的抗癌能力,从而达到预防肿瘤复发、转移的目的。但是,由于恶性肿瘤的切除范围大、对人体损伤严重且可能带来诸多并发症,术中也有一定量的失血,因此中医认为手术最易耗伤气血,气血两虚则脾胃运化无力,故在临床上多表现为虚则气血两虚、实则脾虚气滞。

放射治疗是一种有效的局部治疗手段,且在肿瘤治疗中应用广泛、疗效确切。它利用射线产生的辐射能量来破坏和阻止肿瘤细胞分裂,最终达到消灭肿瘤的目的。据统计,约 70％ 的肿瘤患者在病程中需要施行放疗,部分肿瘤通过放疗可以得到根治,如鼻咽癌、喉癌、恶性淋巴瘤、宫颈癌、皮肤癌等;大部分肿瘤通过放疗可提高疗效,减少复发,如食管癌、肺癌、直肠癌、上颌窦癌、乳腺癌、脑瘤等;部分肿瘤可通过放疗减轻患者痛苦,提高其生活质量,如脑、骨、椎体转移瘤以及肿瘤压迫阻塞等。但是,正常器官、组织和细胞同样会受到射线辐射而发生损伤,从而引起副作用。局部反应主要表现为放射性皮炎、放射性口腔炎、放射性咽炎、放射性食管炎、放射性肺炎等。全身反应主要表现为周身疲乏、四肢酸软、易疲劳、头晕头痛、嗜睡、反应迟钝、失眠、食欲下降、恶心、呕吐、腹痛、腹泻或便秘,以及白细胞、血小板减少和贫血等骨髓抑制反应。在中医药与放射治疗相结合治疗肿瘤方面,从临床到实验,中医药工作者进行了很多有益的探索。中医药联合放疗不仅能提高放射治疗的效果,具有抗肿瘤、延长生存期、改善生活质量的作用,而且能减轻放疗引起的放射性炎症、白细胞下降和免疫功能低下等毒副作用。中医学认为,射线是一种"火邪",作用于机体可导致热毒过盛。但在放疗后的早期或者症状较轻的患者中,火热之象并不十分明显,放疗早期出现的局部反应,如鼻燥咽干、口唇干裂、舌干少津、干咳无痰、痰中带血、大便干结或皮肤干燥、毛发枯燥等表现,更符合温燥的症状。随着放疗次数的增加、射线剂量的逐渐累积,患者的毒副作用也相应加重,更符合火热致病的特性,主要表现为津伤阴亏的燥证,阴亏则无法载气,导致气虚,气虚鼓动乏力则血运不畅,最终导致血瘀。因此,临床上患者在放射治疗中多表现为热毒伤津、气阴两虚、脾胃失调、气虚血瘀等证候,治疗以清热解毒、润燥生津、益气养阴、健脾和胃、益气活血等为主要治则并遣方用药。

随着新的化学药物的不断出现,多种药物的联合应用,用药方法的改进,化疗的效果得到了显著提高,但不可避免的是化疗的毒副作用仍较大,对胃肠道的刺激和骨髓的抑制,特别是对人体免疫功能的影响十分明显。中医根据辨证论治原则结合化疗周期对肿瘤进行分阶段分期治疗,这对减轻化疗毒副作用和提高化疗效果具有重要作用。几乎所有的化疗药物都有不同程度的毒副作用,主要表现为骨髓造血功能抑制、消化道反应及免疫功能下降等。而中医药在预防和治疗化疗的毒副作用方面可以发挥较好的作用。

(1)用于治疗化疗引起的正气虚损所导致的全身反应,如头昏、乏力、多汗、纳差、精神萎靡、少寐多梦等症状。中医治疗常以健脾益气、养血安神、增强免疫功能为主。

(2)用于治疗化疗引起的骨髓抑制。白细胞、血小板减少是化疗后骨髓抑制最常见的血常规变化,此外部分患者还会出现红细胞减少及血红蛋白水平下降。患者最常见的症状是头昏、乏力、面色无华、心悸多梦、下肢酸软,甚至有出血倾向。实践证明,采用健脾益气、滋补肝肾法对化疗后骨髓抑制具有较好的效果。

(3)用于治疗化疗引起的消化道反应。目前临床使用的抗肿瘤化疗药物几乎都会导致不同程度的消化道反应,其中急性反应以恶心、呕吐为主,中医常用和胃降逆止呕法进行治疗,而慢性反应多表现为腹胀、腹泻、食欲不振等。

(4)用于治疗化疗引起的脏器功能损害(如肝、肾功能损伤),也具有较好的效果。

有80%的恶性肿瘤患者被发现时已处于中晚期,失去手术及放、化疗根治的机会,只能进行姑息性治疗。姑息性治疗的目的十分明确,即尽可能减轻患者的痛苦,延长无症状的生存期,重视患者的生存质量及维持生理功能,而不是不惜一切代价仅仅延长生命。中晚期肿瘤患者由于癌性消耗而形体消瘦,加之恶性肿瘤毒素作用,导致全身代谢紊乱,进一步出现恶病质,并随着肿瘤对周围组织器官的浸润及远处转移,出现各种复杂症状,甚者危及生命。近几十年来,在中医传统理论的指导下,广大医务工作者通过对中晚期肿瘤进行大量临床与实验研究,总结出扶正培本、活血化瘀、清热解毒、软坚散结等基本治疗法则,并与现代医学相结合,不断摸索,在改善患者整体状况、缓解癌痛和癌性胸腹水、减轻消化道反应、控制癌性发热等方面取得了一定的临床效果,有部分中晚期患者在长期接受中西医结合甚至单独的中医药姑息性治疗后也取得了很好的效果。

综上所述,中医药在肿瘤的综合治疗中发挥着不可替代的作用。它能促进术后患者康复,并发挥预防肿瘤复发、转移的作用。中医药可防治放、化疗引起的毒副作用,并对放、化疗后的患者起着联合、持续治疗作用,提高了其远期生存率。对于老年、体弱及耐药患者,通过中医药治疗能有效延长其生存期,提高生活质量。我们认为,在人类社会发展迅速的今天,恶性肿瘤发病率日趋升高,而在人们尚没有切实有效的手段战胜疾病时,如能把我国历经数千年用于防病治病的中医药运用到目前常用的综合治疗方法中,无疑可对现阶段的肿瘤治疗产生积极、重要的作用,并将成为我国肿瘤治疗的一大特色。

【参考文献】

[1] 郭勇,谷建钟.中医药在肿瘤综合治疗中的作用及地位.浙江中医药大学学报, 2007,31(4):414-416.

[2] 郭勇.中医肿瘤的"四阶段"概念探讨.中华中医药学刊,2009,27(2):247-252.

[3] 王庆才.中医药在肿瘤综合治疗中的作用.中医药管理杂志,2006,14(9):59-60.

[4] 刘永惠,华莎,夏欣欣.肿瘤及其手术后、放化疗中的中医药辨治临床探究.陕西中 医,2012,33(4):461-463.

[5] 侯炜,周雍明.中医药在肿瘤放射治疗中的作用与展望.世界科学技术——中医药 现代化,2009,11(5):742-746.

[6] 孙韬,姜敏,左明焕.中医药与中晚期肿瘤的姑息治疗.中国康复理论与实践,2004, 10(6):351-354.

第 1 节　手术与中医药相得益彰

手术切除是目前恶性肿瘤最有效的治疗方法。随着国家对恶性肿瘤早期筛查的重视、肿瘤三级预防的开展以及健康体检的普及,越来越多的肿瘤患者在早、中期获得了诊断,赢得了手术治疗的机会。

恶性肿瘤围手术期是指围绕手术的一个全过程,即从患者决定接受手术治疗开始,到手术治疗后基本康复,包含手术前、手术中及手术后的一段时间,具体是指从确定手术治疗起,直到本次手术相关治疗基本结束为止。

中医药是我国肿瘤治疗的特色之一,与手术治疗结合能起到相得益彰的效果。在围手术期,麻醉、手术及心理创伤等因素易对患者机体气血、阴阳的状态产生影响。手术前患者多以实证为主,手术后则以虚证多见。中医药治疗能够提高患者对手术的耐受性,促进术后恢复,调节免疫功能,为后续治疗做好铺垫,并能有效提高患者的术后生活质量及远期生存率。

在手术前,中医药治疗以完善术前准备为主,重在改善患者的心肺功能及抑郁、失眠、纳差等症状,增强机体免疫功能,预防手术并发症的发生。疏肝解郁、和胃宽中、安神定志类中药可疏解患者的不良情绪,而静脉输注黄芪注射液、康莱特注射液等中药制剂能提高免疫力,预防感染。不宜大量使用软坚散结、清热解毒类祛邪中药,以免损伤正气,影响术后恢复。在手术后,中医药治疗以扶正培本为主,目的在于提高免疫力,处理并发症,预防肿瘤复发、转移。若患者出现腹胀便秘、胃动力减弱甚至胃瘫,则治以行气通腑的中药口服或灌肠,结合大黄粉穴位贴敷,或针刺足三里、上巨虚等穴位;服用行气活血、利水消肿类药物,芒硝外敷和活血通络类药物熏洗,加强上肢功能锻炼,均可改善乳腺癌患者术后上肢水肿。输注参芪扶正注射液等能增强患者细胞免疫功能;术后长期进行中医药维持治疗可预防肿瘤复发、转移。

【参考文献】

[1] 董泽清. 益气养阴法联合呼吸功能锻炼对肺癌患者术后肺恢复的临床研究. 济南: 山东中医药大学,2015.

[2] 张双强. 乳腺癌术后上肢水肿的中医用药规律及外治法临床疗效观察研究. 北京: 北京中医药大学,2016.

[3] 唐莉,王华中. 活血通络汤行中药熏洗在乳腺癌术后上肢水肿患者中的应用. 实用预防医学,2012,19(2):251.

第2节　放疗与中医药相互扶持

在肿瘤治疗的过程中,有70%以上的患者需接受放疗,包括鼻咽癌、肺癌、乳腺癌、直肠癌等患者,尤其是失去手术机会或出现局部转移的中晚期肿瘤患者。而中医药治疗肿瘤已有数千年的历史,且应用范围十分广泛,是我国肿瘤治疗的特色之一。中医药治疗重视整体观,强调总体把握疾病,对肿瘤治疗的辅助作用体现在多个方面,包括抑制肿瘤生长、提高现代治疗手段的灭瘤效果、缓解由肿瘤和治疗引起的不良反应。临床上,在放疗的同时结合中医药治疗,两者相互扶持,往往能获得事半功倍的效果。

一、放疗对肿瘤中医证型的影响

现代肿瘤的治疗是循证医学指导下的个体化、综合性治疗,其中现代医学居主导地位,中医药起到辅助作用。在肿瘤治疗的过程中,不同患者不可避免需要接受手术、化疗、放疗、靶向治疗等多种治疗,各种治疗手段作为一种外邪,都会影响肿瘤患者的证型。只有明确"放疗之邪"对中医证型的影响,才能正确地对接受放疗的患者进行中药干预,减少用药的盲目性。郭勇教授认为应将放疗归为"热毒、火邪"一类,火热毒邪侵入人体后可伤津耗液,损及阴精,导致人体出现阴虚或阴虚内热之象，这与临床上患者在放疗后常出现口干、鼻干、干咳是相符的。肿瘤患者本身正气不足，火热之邪又能耗伤正气，故放疗后的中医证型大体为气阴虚衰证，其典型表现为神疲乏力、气短懒言、干咳少痰、痰质黏、大便干燥、舌质红、苔少、脉细。但是，由于肿瘤本身存在瘀滞，阴虚后期也易导致血瘀，加之患者常常接受其他治疗及其自身复杂的心理特性，在疾病的演变中又常夹杂其他多种证型，如气虚证、血瘀证、气郁证、痰湿证等，因此临床上对接受放疗的肿瘤患者仍需要严格进行辨证，随证治之。

二、中医药对放疗的扶持体现

中医药在肿瘤"四阶段"治疗中起着重要的作用。现代医学治疗的盲区和薄弱点正是中医药治疗的切入口，放疗期间配合中医药治疗（如中药汤剂、中成药、中药静脉制剂），可以获得增敏减毒的效果。

1. 中医药增加肿瘤放疗的敏感性

不同的肿瘤对放疗的敏感性是不同的，同一肿瘤不同分型和分期对放疗的敏感性也是不同的，这与肿瘤的组织特性、细胞周期、病理分级等因素相关。增敏剂的毒性较大，故临床使用率不高，而某些中药在增加放疗敏感性的同时还具有低毒、使用方便的优点。其作用机制复杂，具有多靶点、多途径等特点，目前认为与中药诱导细胞凋亡、改善细胞乏氧状态、抑制相关蛋白生成和调节细胞周期等有关。中药放疗增敏的临床使用率高，相关研究很多，且大部分研究结果肯定了中药的效果。例如，三氧化二砷（As_2O_3），俗称砒霜，它能抑制谷胱甘肽生成，从而达到放疗增敏的效果；活血中药如芍药、当归可抑制血小板聚集，增加肿瘤组织的血流量，提高氧含量，从而增加放疗的敏感性；人参皂苷 Rg_3 可将某些肿瘤细胞阻滞于对放疗敏感的时期；温郁金提取物 β-榄香烯可诱导细胞凋亡，增加放疗的敏感性；某些中药静脉制剂如华蟾素注射液、康艾注射液与放疗同时使用，也可起到协同抑瘤的作用。然而，目前大部分研究只针对单味中药、协定方或中药静脉制剂，干预时没有在中医基础理论的指导下进行严格辨证，而临床上患者的证型又复杂不一，故不宜将中药不加以辨病辨证就盲目用于所有患者。

2. 中医药减少与放疗相关的不良反应

放疗在防治肿瘤复发转移、改善症状的同时，对正常的组织细胞亦有毒副作用，包括全身反应和局部反应，而中药在预防和治疗放疗的毒副作用方面可起到扶持作用。

（1）改善咽干、口干、鼻干等阴虚生燥症状　头颈部放疗可灼伤黏膜腺体，使其分泌功能出现异常，导致咽炎、口腔炎，临床表现为口干、烧灼感、牙周炎等多种症状，重者可出现口唇、黏膜干裂，口腔溃疡，24小时不能进水。这正是热邪伤津之象，津液亏虚不能上输于口鼻，口鼻失于濡润。而在放疗期间运用中药益气滋阴润燥，能显著改善干燥症状。

（2）防治射线对视觉造成的损伤　视觉传导系统处于鼻咽癌放疗的照射范围内，故高剂量的照射可造成神经水肿、血管内皮损伤，表现为视力模糊、视野缺失，甚至视力丧失。此为热毒之邪伤及眼之血络、损及肝肾阴血，不能上注于目所致。国外采用高压氧舱治疗，但效果并不明显。国内有研究发现，在放疗的同时予以中药养阴益肾，可减轻射线对后半部分视觉传导系统的损伤，提高其生理功能。

（3）提高生活质量　放疗对患者生活质量的影响是多方面、多部位的，全身表现为精神差、失眠、皮炎，头颈部照射后会出现不同程度的味觉改变、张口困难，胸部照射后会产生食管毒性而影响进食，下腹部照射后则会影响性功能、排便排尿。大部分症状会随着放疗结束而缓解，但有部分症状是永久性的。现代医学治疗以营养神经、功能锻炼为主。在放疗期间和放疗前后对此类患者严格进行辨病加辨证，并给予中药干预，可明显降低不良反应的发生率，缓解已有症状。

（4）改善微循环，保护重要脏器　虽然在放疗时通常会做好重要脏器的保护工作，但由于机体的耐受性和照射范围不同，因此仍有部分患者不可避免出现放射性肺炎、放射性肠炎、放射性膀胱炎等远期毒副作用，这与射线诱导血小板聚集、产生自由基相关。而在放疗的同时适当使用益气养阴类中药，可改善机体微循环，减轻放射性损伤，减少脏器损害。

（5）增强机体免疫力　免疫功能与肿瘤患者的预后有一定关联，大部分肿瘤患者本身伴有细胞免疫功能缺陷或紊乱，加之放疗破坏机体屏障，杀死免疫细胞，故患者常会出现纳差、乏力倦怠、懒言、易感冒等症状。从整体观念出发，在放疗期间配合中药扶正祛邪，可以帮助患者恢复免疫力，改善预后。

（6）降低放疗血液学毒性　放疗相关性血液学毒性以白细胞、血小板降低常见，为中医气虚证候。此类患者在放疗期间配合中药补气生血养阴，可降低血液学毒性，减轻相关症状，提高放疗的耐受性，使患者顺利度过放疗期。

三、中医药在肿瘤放疗中的介入

郭勇教授根据肿瘤演变的过程将肿瘤治疗分为围手术期、辅助治疗期、随访观察期和姑息治疗期四个阶段,并归纳出各阶段的中医证候规律,以减少中医用药的盲目性。在围手术期、辅助治疗期和姑息治疗期都需要应用放射治疗,而在不同阶段进行放疗,人体亦会形成各自不同的中医证候特点。

(1)辅助放疗期　在辅助治疗期,患者处于无瘤状态,经射线攻伐后会出现正气不足。该期证型相对简单,病机特点是邪微正衰,治则以扶正为主、攻邪为辅,以预防复发为目的。放疗作为热毒之邪,可损伤人体阴液,出现口干、咽干、鼻干、皮肤干燥、干咳等多种阴液亏虚症状。因此,在辅助放疗的过程中,通常会配合使用滋阴类中药。例如,头颈部照射后若出现口咽干燥,则为胃津亏虚,治则以益胃生津为主。

(2)姑息放疗期　姑息治疗期患者肿瘤已发生远处转移,故放疗一般以改善症状为目的。此期患者一般状态差、症状繁多,常伴心理焦虑、恐惧,对药物的反应性不佳,且证型复杂,可同时存在瘀、虚、毒、滞等多种证候,故中医治疗应扶正与祛邪兼顾,同时结合辨体质、辨病,以提高患者生活质量为目的。此期不得使用某些有明显副作用的强攻伐药物,并重视全身状态的评估,确定患者能否服用中药,是否需要浓缩或以静脉制剂代替口服制剂。姑息治疗期患者一般状态差,常会限制放射剂量甚至因不能耐受而中断治疗,从而影响放疗的效果。中医药能提高患者的耐受性,支持患者完成放疗。

(3)围手术期放疗　围手术期放疗以提高手术切除率和改善预后为目的。此期为邪正相持的阶段,手术、创伤、麻醉等因素常使患者出现气虚气滞症状,故在滋养阴津的同时,还应根据四诊特点进行辨证治疗。

(4)放疗不良反应的中医药处理　放疗的不良反应包括全身不良反应和局部不良反应。不同的不良反应其内含的中医证型是完全不同的,如出现白细胞、血小板降低等血液学毒性的,中医病机为气虚兼血虚证,临床表现为乏力、易感冒、出血,可予中药补气治疗,在放疗开始时即可给予中药介入,并贯穿整个放疗期,同时根据症状和检验报告及时调整用药,能改善放疗后骨髓抑制,包括白细胞和血小板下降;如出现放射性肺炎的,应在养阴的基础上给予活血治疗;如出现恶心、呕吐等消化道反应的,可给予健脾理气降逆之法。

我们应将放疗作为一种中医病因病机纳入中医辨证体系并指导用药,在任何阶段进行放疗,均应加用神曲、炒二芽、陈皮、砂仁等护胃运脾,以达到祛邪不伤正的目的,这是因为脾胃为后天之本,放疗和某些攻伐中药会损耗脾气,某些滋腻中药则会碍胃困脾,而中药正需要依赖脾胃的消化、吸收发挥作用。此外,在辨证的同时还需结合辨病和"三因制宜",即根据肿瘤类型、气候、个体差异来把握用药的偏重。

四、中医药与放疗必须严密结合

肿瘤的最佳治疗原则是在循证医学指导下的个体化、综合性治疗,而中医药"以人为本"的观念联合精准的现代医学在治疗中正体现了上述原则。郭勇教授认为,现代医学在肿瘤的综合治疗中占主导地位,中医药目前总体仍处于辅助地位。临床上推荐患者在进行包括手术、放化疗、靶向治疗在内的现代医学治疗的同时给予中医药辅助治疗,而不是单纯进行中医药治疗,这是因为目前没有证据表明仅用中医药就可以治愈肿瘤。中医药可以替代现代医学治疗和中医药是迷信这两种观点都对中医药缺乏全面和客观的认识。对于存在放疗指征且体力许可的患者,都应推荐放疗,中医药可以配合使用但不能单独进行,而且无论是在辅助放疗期还是在姑息放疗期,中医药都可以起到增加放疗效果、减少不良反应的作用;只有对晚期体力差的患者,中医药才会发挥主导作用,改善患者症状,提高其生活质量。

【参考文献】

[1] 郭勇. 中医肿瘤的"四阶段"概念探讨. 中华中医药学刊,2009,27(2):247-248.

[2] 李国峰,白勇,杜鹏强,等. 中药在肿瘤放射增敏中的研究进展. 中成药,2014,36(7):1502-1503.

[3] 张巧丽,黄金昶. 中药放疗增敏剂的研究进展. 中国临床医生杂志,2014,42(11):23-25.

[4] He SY, Chen WC, Chiu HW, et al. Combination treatment with arsenic trioxide and irradiation enhances apoptotic effects in U937 cells through increased mitotic arrest and ROS generation. Chem Biol Interact, 2009, 179(2-3): 304-313.

[5] Rao SK, Rao PS. Alteration in the radiosensitivity of Hela cells by dichloromethane extract of guduchi(Tinospora cordifolia). Integr Cancer Ther, 2010, 9(4): 378-384.

[6] 黄京子,全吉钟,董明新,等. 参一胶囊联合适形放疗治疗Ⅲ期非小细胞肺癌的疗效分期. 药物与临床,2010,17(26):54.

[7] 陈进才,佘军军,王光辉,等. β-榄香烯对裸鼠直肠癌的放疗增敏作用. 西安交通大学学报,2014,35(3):394-398.

[8] Wu Y, Liu GL, Liu SH, et al. MicroRNA-148b enhances the radiosensitivity of non-Hodgkin's lymphoma cells by promoting radiation-induced apoptosis. J Radiat Res, 2012, 53(4): 516-525.

[9] 齐曼,刘秋霞,王立志,等. 调强放疗联合替吉奥胶囊与康艾注射液同步增敏应用于

中晚期宫颈癌的临床研究. 中国医院药学杂志,2016,36(15):1294-1298.

[10] 杨兴肖,李幼梅,宋姮,等. 华蟾素注射液联合放疗对食管癌细胞增殖与周期的影响. 中国实验方剂学杂志,2016,22(16):128-133.

[11] 张才有,曾春生,黄作超,等. 中药治疗鼻咽癌放疗后口干燥症的临床观察. 中国临床肿瘤与康复,2011,18(4):374-376.

[12] 徐伯平,龙时先,胡伟汉,等. 中药防治鼻咽癌放疗后致视后路损伤的研究. 中国中西医结合杂志,2003,23(9):661-663.

[13] 赵增虎,王明贤,李海,等. 益气活血中药对原发性肝癌三维适形放疗肝脏微循环的研究. 中国中西医结合消化杂志,2014,22(7):381-383.

[14] 吴鹤,吕素珍,应晓珍,等. 中药辅助对肝癌放疗患者机体免疫恢复的影响. 中华中医药学刊,2015,33(8):1997-1999.

[15] 郑召鹏,杨卫兵,李宁,等. 注射用黄芪多糖预防非小细胞肺癌化疗后骨髓抑制的疗效观察. 中草药,2013,44(2):208-209.

[16] 程宏忠,王平,毛新,等. 康艾注射液联合放化疗治疗中晚期食管癌. 中国实验方剂学杂志,2013,19(10):337-339.

第 3 节　化疗与中医药互补互助

肿瘤治疗已从以疾病为指导的临床肿瘤学转变为以病理为指导的病理肿瘤学,而随着新技术的发展,如今肿瘤的治疗已跨越到以分子检测为指导的分子肿瘤学时代。在精准医疗时代,肿瘤的治疗选择越来越多样化,精准的靶向治疗、免疫治疗、细胞生物学治疗等异军突起。然而,除对有驱动基因突变的患者有益外,精准策略并未使大多数肿瘤患者获益,传统化疗在面对合适的瘤种、合适的时机、合适的患者时仍然发挥着无可替代的作用。对于临床常见实体恶性肿瘤,如肺癌、肠癌、胃癌、乳腺癌等,在完成根治性切除术后,针对部分高复发风险患者,辅助化疗仍然是降低复发风险的最佳选择。对于部分晚期肿瘤患者,精准医疗时代的晚期化疗选择亦不可或缺。以非小细胞肺癌为例:对于野生型和未知突变型的肺腺癌、肺鳞癌,化疗是主要的治疗策略,同时也是 TKI(厄洛替尼、吉非替尼、阿法替尼)耐药后的可靠手段。中草药汤剂是中医经典治疗方法,而辅助化疗可明确延长患者的无瘤生存时间,晚期化疗则可明确延长患者无疾病进展时间。因此,为确保辅助化疗的通过率以及减轻晚期化疗的毒副作用,在化疗过程中配合中草药汤剂,两者互补互助,是化疗期间中西医配合治疗的最佳方式。

1. 化疗在肿瘤治疗中的应用现状

近年来,现代医学诊疗技术在肿瘤治疗领域取得了很大进展,但即便如此,目前肿瘤的治愈率仍然不高,除部分临床早期肿瘤患者(Ⅰ期及部分Ⅱ期)可以获得治愈外,大多数患者(部分Ⅱ期及Ⅲ、Ⅳ期)仍需要在循证医学、分子生物学的指导下进行综合、个体化、多学科治疗。在肿瘤综合治疗中,化疗是预防术后复发、转移及晚期治疗的主要手段。化疗可以有效控制大部分肿瘤,小部分肿瘤可有治愈的转变。化疗适用于对化疗敏感的恶性肿瘤。对于这类肿瘤,部分患者可通过化疗治愈,如精原细胞肿瘤、白血病、小细胞肺癌。此外,化疗又是综合治疗的重要组成部分,其可控制远处转移,提高局部缓解率。对于早中期可手术切除的肿瘤,辅助化疗有利于降低术后复发率;新辅助化疗可以达到降低肿瘤分期的目的,缩小手术和放疗的范围,提高手术切除率,延长患者生存时间。对于晚期不能手术切除的肿瘤,或术后、放疗后复发转移的肿瘤,姑息化疗是可以选择的治疗方式。在晚期肿瘤的姑息化疗中,疗效和不良反应之间的平衡非常重要。化疗禁用于恶病质、骨髓储备功能低下、重要器官功能障碍者;75岁以上老年患者慎用。肿瘤化疗最常见的不良反应是骨髓抑制。近年来,随着化疗保护剂的出现,如集落刺激因子、止吐剂等,为化疗的顺利完成提供了一定的保障,从而提高了化疗的可完成性,使患者获益增加。

2. 化疗对中医药治疗策略的影响

在现代医学出现以前,中医药治疗肿瘤始终贯穿着"辨证论治,随证加减"的原则,且一枝独秀,但到目前尚无任何证据表明单纯的中医药可以根治肿瘤,中医药干预往往是在现代医学、循证医学、治疗指南等证据背景支撑的现代抗肿瘤治疗基础上再进行辨证论治、随证加减的。

对于确诊的肿瘤患者,在现代医学治疗的背景下,进行中医药辨证施治,需要考虑到现代医学治疗的不同阶段(围手术期、辅助治疗期、随访观察期、姑息治疗期)以及不同阶段所采取的治疗方式(放疗、化疗、靶向治疗、生物免疫治疗及其他局部治疗)分别对患者的状态与中医证候可能产生的影响。在此基础上,审视治疗带来的新病因、新病机,对患者整体进行辨证施治,调节其治疗前后的阴阳平衡状态。我们团队对现代医学治疗与肿瘤患者证候之间的关系进行了研究,如对大肠癌、乳腺癌、胃癌分阶段的中医证候分布及动态演变规律进行了研究,发现肿瘤在不同治疗阶段的中医证候分布存在差异及动态演变规律。我们对大肠癌、乳腺癌、胃癌患者在化疗阶段的中医证候进行调查研究发现,脾虚证是化疗期间患者出现的主要证型。在此基础上,通过辨证施治,以"阴平阳秘"为原则调节患者因肿瘤以及现代医学治疗共同导致的失衡状态。

当今肿瘤的治疗已进入在循证医学指导下的个体化、综合治疗时代，其中现代医学治疗扮演着"主角"，而尚没有证据表明中医药能单独治愈肿瘤，患者必须接受现代医学治疗是不可回避的现实。已有的研究表明，现代医学可影响患者的中医证候，因此我们需要了解现代医学治疗对中医证候演变规律的影响，把这种影响因素视为中医新的病因，从而进行中医药治疗。有 Meta 分析研究统计了中医药治疗肿瘤的临床结果，显示中医药治疗可显著改善患者的临床症状，其次为生物标志物、生活质量、放化疗毒性反应、瘤体大小、安全性。结合实践经验及部分研究结果可知，中医药在减轻化疗毒副作用及增加化疗通过率方面确有其优势。

3. 中医药舒缓化疗的不良反应

中医药参与化疗过程的重点是希望通过中医药干预，满足患者化疗期间"吃得下，睡得着，拉得出"的生活基本需求，减轻患者对化疗的紧张感，从而确保患者顺利完成化疗。与化疗相关的毒副作用及患者的体质、营养状况、精神状态等均是影响化疗效果的重要因素。中医药配合化疗往往是从缓解化疗药物相关毒副作用和调理患者本身失衡状态两个角度切入的。化疗药物种类繁多，临床上其毒性作用较为复杂，如常见的有与化疗相关的血液学毒性、胃肠道毒性、神经毒性、皮肤毒性等。晚期患者在化疗过程中还可能伴有肿瘤相关并发症，如癌痛、肿瘤相关疲劳、肿瘤相关抑郁、肿瘤相关营养不良等，因此晚期患者在化疗过程中进行中医药治疗还需要考虑患者本身的肿瘤及相关并发症。

常见与化疗相关的毒副作用及其处理原则如下：①化疗相关胃肠道毒性，如常见的恶心、呕吐、腹泻、口腔溃疡或肝功能损害等，此时中医药治疗以顾护胃气为主要治则；同时，化疗过程中也不排斥西药的对症支持治疗，此时增加补液，加快抗肿瘤药物的排泄，积极应用止吐药物以保护脾胃，有助于患者体质尽快恢复，以继续下一周期化疗。②化疗相关血液学毒性，以白细胞、血红蛋白、血小板减少常见，临床表现为头晕乏力、多汗、面色苍白等，以气虚为主病机，兼见血虚，中医药调理以补气养血为主，必要时（Ⅲ度及以上血液学毒性）应用西药，如集落刺激因子，以帮助患者度过化疗反应期，使化疗顺利进行。③化疗相关神经毒性，临床最常见的是周围神经毒性，如奥沙利铂化疗后累积的四肢末端感觉异常，以药毒侵犯、瘀血痰湿阻络经脉为主要病机；现代医学治疗主要是给予神经营养药物，如维生素类、核苷酸类、钙剂、镁剂、还原型谷胱甘肽等。

那么，中医药是如何缓解化疗相关毒副作用的呢？

一、中医药缓解化疗相关血液学毒性

化疗相关血液学毒性指肿瘤患者在化疗期间及之后较长的一段时间内,化疗药物破坏了骨髓内细胞增殖、成熟与外周血液中细胞衰老之间的平衡,导致外周血三系不同程度降低。肿瘤化疗造成血液学毒性是大多数患者化疗期间的常见表现,其主要特点是在化疗期间及之后较长的一段时间内血三系不同程度降低,尤其是白细胞及中性粒细胞减少,亦有血小板及血红蛋白减少,但发生率略低。肿瘤化疗造成血液学毒性一般属于中医学"虚劳""髓劳""血虚"等范畴。该病多由化疗导致脾胃功能损伤,脾气虚弱。脾为后天之本,为人体的气血生化之源,脾胃虚弱或后天失养或受损,气血生化乏源从而气血两虚,即初期以气血两虚、脾气亏损为主,日久伤及肝肾,导致肾阴虚、肾阳虚或肾阴阳两虚。中医学认为,机体阴阳、气血、津液的盛衰与脏腑的功能有密切关系。肾主骨生髓,肾虚精亏则髓海不充;中医药防治化疗致骨髓造血功能障碍主要与肾、脾两脏关系最为密切,其病因病机主要是化、放疗等现代医疗手段攻伐太过,加之患者饮食失宜、情志不舒等因素,损及脏腑气血,导致肝脾肾虚损,故常见乏力头晕、心悸失眠、腰酸、少气懒言、纳呆等症状。

临床应用原则:①中性粒细胞减少的治疗原则。对于化疗所致的Ⅰ—Ⅱ度骨髓抑制患者,未发生感染,症状尚可耐受的,可继续进行抗肿瘤治疗,同时给予口服升白细胞药物和小剂量糖皮质激素,而中医药治疗可有效恢复骨髓功能,预防并发症的发生。对于Ⅲ度骨髓抑制患者,需要停止化疗等抗肿瘤治疗,给予集落刺激因子、常规剂量糖皮质激素等刺激骨髓造血,预防感染发生,同时可酌情给予预防性抗感染治疗。对于Ⅳ度骨髓抑制患者,需立刻停止抗肿瘤治疗,给予较大剂量的集落刺激因子、糖皮质激素等对症治疗,尽快改善骨髓造血功能,有条件的医疗机构应将患者移入层流舱或层流罩中,并采取完善的预防感染措施,预防性使用抗生素。②血小板减少的治疗原则。减少活动,预防损伤,预防颅内出血,避免创伤性操作,给予小剂量糖皮质激素,以及如有血小板输注指征,应进行血小板输注治疗。③贫血的治疗原则。补充铁剂,如有输血指征,应进行输血治疗;使用促红细胞生成素等。④在现代医学治疗的同时,对于不同程度的粒细胞减少、贫血、血小板减少患者,可给予不同的中医药治疗。中医治法应根据症状辨明病变脏腑,辨证与辨病结合气血阴阳虚衰情况,给予相应补益之品。刺激骨髓造血功能的中成药往往温热之性较强,除需根据适应证使用外,还应初步辨证使用;对于阴虚火旺或者火毒邪较甚的患者,应在体内热邪消散后使用。

治疗策略选择：在肿瘤治疗所致的血液学毒性中，血小板减少的发生率相对较低。化疗所致骨髓抑制血液学毒性的治疗重在预防，在进行可能发生骨髓抑制的抗肿瘤治疗时，预防工作应该贯穿抗肿瘤治疗始终。在化疗期间考虑到患者骨髓抑制主要由药物干预所致，故可暂时不顾及原发病情况，以辨证施治为主，调和阴阳，疏肝理气，健运脾胃。有多种化疗药物会导致骨髓抑制，而患者的年龄、体力状态、骨髓功能状况等自身因素在骨髓抑制事件发生风险的评估中也需要加以考虑。

二、中医药缓解化疗相关胃肠道反应

1. 恶心、呕吐

恶心、呕吐是恶性肿瘤疾病本身和化疗后常见的胃肠道反应。恶心、呕吐会导致代谢失衡、体能下降、营养耗竭、疮口愈合延迟，是导致患者对化疗产生抗拒心理的重要因素。因此，如何防治恶性肿瘤的并发症胃肠道反应——恶心、呕吐是临床需要解决的问题之一。按病因可将其分为药物性恶心呕吐、梗阻性恶心呕吐、刺激性恶心呕吐、精神性恶心呕吐以及由其他因素引起的恶心呕吐（如由肿瘤转移、脑转移引起等）。与肿瘤患者相关的呕吐属中医学"呕吐""反胃"范畴。中医学认为，胃主受纳和腐熟水谷，其气主降，以下行为顺。若邪气犯胃或胃虚失和，气逆而上，则发生呕吐。呕吐的病机不外虚实两类，实者由痰饮、郁气、瘀毒等邪气犯胃，而致胃升降失枢，气逆而发；虚者由气虚阳微、阴虚等正气不足，而使胃失温养、濡润，胃虚不降所致。治疗呕吐以和胃降逆为总的治疗原则。根据虚实不同，在具体施治时还要注意祛邪与补虚。反胃的病机为脾胃虚寒，不能消谷化食；或脾虚不运，水湿停聚，痰浊阻胃；或久病入络，气滞血瘀，瘀阻胃脘，终致胃失和降，呕吐而出。其病机包括外邪侵袭，胃失和降；饮食不节，伤胃滞脾；情志失调，肝气犯胃；体虚病劳，胃虚失和。

临床应用原则：预防恶心、呕吐的发生。具有中高度催吐作用的化疗引起的恶心、呕吐反应至少持续 4 天，故需要采取一定措施以使患者度过整个危险期。口服和静脉给予止吐药效果是一样的；考虑到止吐药的毒性，在化疗前应使用最低有效剂量的止吐药。止吐药的选择取决于抗肿瘤治疗药物的催吐潜能及患者自身因素。对于由化疗所致的Ⅰ—Ⅱ度消化道反应，可予以中医辨证施治，健运脾胃，辅以清化湿热。对于Ⅲ度以上的消化道反应，则按规范的现代医学消化道毒性治疗指南进行处理，适当予以中医药和胃降逆。强效的止吐药可能导致便秘发生，配合中药以下腑气，保持大便通畅。

治疗策略选择:治疗与化疗相关的恶心、呕吐的现代药物包括促动力药、中枢止吐药、皮质类固醇激素类药物、抗胆碱能药物等。在进行高致吐风险药物化疗前,推荐联合应用 5-羟色胺受体拮抗剂、地塞米松和神经激肽受体拮抗剂(如阿瑞吡坦)。在进行蒽环类和环磷酰胺联合治疗前,推荐联合应用 5-羟色胺受体拮抗剂、地塞米松和神经激肽受体拮抗剂(如阿瑞吡坦)。对于接受中致吐风险药物化疗的患者,推荐联合应用 5-羟色胺受体拮抗剂、地塞米松;若预防化疗后延迟性呕吐,地塞米松和阿瑞吡坦可联合应用于所有接受顺铂和其他高致吐风险药物化疗的患者,或给予中药对证治疗;在进行低致吐风险药物化疗前,推荐应用地塞米松或中药对证治疗;在进行极低致吐风险药物化疗时,推荐中医药对证治疗及针对呕吐情况推荐按需用药。若联合治疗无法缓解症状,则可以适当使用镇静药(如氯丙嗪等)治疗。

在排除梗阻性呕吐的原因之后,可在辨证论治的基础上或患者强烈要求的情况下使用以理气健脾、和胃降逆为主的中药进行治疗,也可以在化疗药前使用中药,以减少精神因素所导致的呕吐,并以此提高机体耐受程度。同时,在使用中药时,避免选用性味苦寒类药物,因为这类药物会加重患者呕吐,而适当使用口感较好的药物会提高患者服药的依从性。在中药煎汁时,应尽可能采取浓煎的手段,因为过多饮入煎剂会兴奋呕吐中枢;或采取多次频服的方法,以免兴奋呕吐中枢。

2. 便秘、腹泻

便秘、腹泻也是常见的化疗相关胃肠道反应。化疗导致便秘的因素是多方面的,胃肠积热、气机郁滞、气血亏虚、内伤饮食情志等皆可导致便秘。胃热炽盛,热传大肠,燔灼津液,故致燥屎内结;脾失健运或肝气郁结,气机运化失司,以致糟粕内滞;气血亏虚,肠失温润,气机运化无权,无力排便于外,故致此病。直肠导泻剂对粪便嵌塞有效,但必须与口服导泻剂联用。对于硬结干燥的粪便,前一天晚上予软化作用的灌肠剂(如开塞露、花生油等),而后再使用刺激作用的灌肠剂(如磷酸盐)。对于较软的粪便,则可直接予刺激作用的灌肠剂;当发生粪便高位直肠嵌塞时,可经导管给予灌肠剂;对于低位粪便嵌塞,可用手清理。中医辨证施治可穿插于肿瘤便秘治疗的各个阶段,同时也是疗效较好的常用治疗方式之一。大便干结者,多加用火麻仁、郁李仁;腹痛明显者,加厚朴、莱菔子,以利气镇痛;七情郁结、腹满胀痛者,加柴胡、白芍、合欢皮等,以疏肝解郁。气虚下陷而脱肛者,加升麻、柴胡、桔梗、人参协同黄芪,以益气升陷;大便燥结难下者,加杏仁、郁李仁、火麻仁、柏子仁、瓜蒌仁,以滑肠通便。在病情允许的情况下,多食水果、蔬菜及其他富含纤维素的食物,临时多食油脂丰富的食物,配合适当运动,也可通过增强排便动力肌来促进排便。

三、中医药缓解化疗相关神经毒性

中医药可以缓解化疗相关神经毒性。化疗相关神经毒性主要指药物直接或其代谢产物间接对神经系统产生的毒性作用,主要表现为中枢神经障碍和周围神经障碍,临床上最常见的是周围神经毒性。根据周围神经毒性的临床特点,可将其分为急性神经毒性和慢性累积性神经毒性。急性神经毒性在低累积量时即可发生,发生率为 85%～95%,且常在用药数小时后发生,一般不超过 7 天。慢性累积性神经毒性与用药剂量密切相关,中位恢复期通常为 15 周。严重时可导致中枢神经毒性,引起截瘫、脑神经损害、昏迷、抽搐等。根据神经毒性的临床症状表现特点可知,其属中医学"血痹""痿证""不仁"等范畴。中医学认为,化疗药物所致的神经毒性以虚为主,虚实夹杂,本虚标实。其基本病机为药毒侵犯,化疗峻伤气血,最终导致肝、脾、肾三脏气血亏虚、功能失调,瘀血痰湿等病理产物阻络经脉,不荣四肢,从而出现肌肤麻木不仁、感觉障碍等临床表现。

临床应用原则:治疗抗肿瘤药物引起的神经毒性,要以预防为主,同时还要与患者及其家属深入沟通,指导患者正确用药及如何避免、处置不良反应。例如,避免接触床挡、输液架等有冷感的金属,用温开水洗漱、沐浴;饮食宜温软,避免食用生冷瓜果。化疗期间密切观察患者有无出现神经毒性症状,若出现感觉异常持续存在,则可选择减量化疗;若发生功能障碍,则立即停止用药。应用神经营养药物可降低或消除抗肿瘤药物对神经细胞细胞膜通道的影响,减少铂类药物在神经节中的蓄积,从而减少神经毒性的发生。

治疗策略选择:神经毒性的发生机制目前尚不清楚,也没有确切的治疗药物。①临床上,现代医学抗神经毒性药物主要是神经营养药物,如维生素类、核苷酸类、钙剂、镁剂、还原型谷胱甘肽等。②症状治疗及护理。对于肢端麻木较重、手持物品时感觉迟钝者,可采用热毛巾外敷,按摩局部或局部用 50% 葡萄糖加维生素 B_{12} 或 50% 的硫酸镁湿热敷,每日 3 次,每次 30 分钟,温度以患者感觉舒适为度,防止发生烫伤。③中药泡洗。中药外洗可治疗化疗所致周围神经毒性,通过中药泡洗手足,辨证论治,以益气养血、活血通络为法,起到疏通经络、解毒化瘀、扶正祛邪等作用,体现了内病外治的要旨。方选:鸡血藤 45g,威灵仙 30g,虎杖根 30g,桂枝 12g,川芎 12g,红花 6g,玫瑰花 9g。④辨证论治服用中药汤剂。

【参考文献】

[1] Tannock IF, Hickman JA. Limits to personalized cancer medicine. N Engl J Med, 2016, 375(13): 1289-1294.

[2] Ettinger DS, Wood DE, Aisner DL. NCCN Clinical Practice Guidelines in Oncology: Non-Small Cell Lung Cancer(Version 3.2017). J Natl Compr Canc Netw, 2017, 15 (4): 504-535.

[3] 郭勇.中医肿瘤的"四阶段"概念探讨. 中华中医药学刊,2009,27(2):247-248.

第4节　中医药治癌不伤正,扶正祛邪疗效佳

近年来,恶性肿瘤的发病率逐年升高,而其治疗方法也发展迅速,由手术、化疗、放疗、靶向治疗、免疫治疗及中医药治疗等多种治疗方法组合而成的综合治疗方案是现今恶性肿瘤治疗的主要方法。其中,中医药在恶性肿瘤的治疗中扮演着重要的角色,在防治放化疗毒副作用、提高现代医学治疗效果、提高患者生活质量及增强机体免疫功能等方面都取得了良好的效果。自古以来,中医认为疾病的发生和人体自身正气亏虚有关,《素问·评热病论篇》第三十三提到"邪之所凑,其气必虚",意思是邪气之所以侵犯我们的身体,必定是由于我们的身体正气有所不足。而恶性肿瘤的发生机制与中医正邪理论是一致的,其发生首先是人体自身正气不足,免疫力低下,再加上饮食不节、劳逸失调、环境恶化、邪毒侵袭,以致机体局部气滞、血瘀、痰凝而成。中医治疗恶性肿瘤从正邪理论着手,采用扶正祛邪方法,且取得了较好的效果。国医大师何任教授根据其多年的理论研究和临床经验提出了十二字原则——"不断扶正,适时攻邪,随证治之",将扶正和攻邪合理结合,并取得了良好的治疗效果。我们认为,目前恶性肿瘤的现代医学治疗方法均以祛邪为主要目的,手术、化疗、放疗、靶向治疗均以尽量减少患者体内的肿瘤负荷为目的,在单纯抗肿瘤方面,中医药治疗虽有一定成效,但目前尚无明确证据证明单用中医药治疗可以治愈恶性肿瘤,且中医药治疗的抗肿瘤效果无法与现代医学治疗的抗肿瘤效果相匹敌。中医扶正治疗在增强免疫功能、提高生活质量、防治放化疗毒副作用等方面有较好的效果,但单纯的扶正补益治疗可能有恋邪之弊。由此可见,只有扶正之法和祛邪之法合理结合,方可取得良好的治疗效果。

扶正祛邪疗法是一种以中医正邪理论为理论基础的治疗方法,通过辨别患者正邪虚实情况,将扶正补虚药物和祛邪攻毒药物进行有机结合,以期达到祛邪

不伤正、补虚不恋邪的理想效果。而恶性肿瘤的发生也与正邪虚实密切相关,我们认为正虚是肿瘤发生的前提,正虚之后邪毒侵袭而形成癌肿。在现代,以何任教授为代表的多位中医抗癌大家均将扶正祛邪之法作为抗癌治疗的核心及基础治疗原则,并在临床实践中取得了良好的疗效。扶正祛邪法的关键在于正邪虚实的辨别和扶正祛邪药物的合理组合。而处于不同病情阶段的恶性肿瘤患者,他们的正邪虚实情况各有特点,故需要同时考虑患者曾经接受、正在接受或将要接受的现代医学治疗对人体正气的影响。郭勇教授根据多年的临床经验,将肿瘤诊治分为围手术期、辅助治疗期、随访观察期及姑息治疗期四个阶段,且在各个治疗阶段根据该阶段患者的特点制定个体化的扶正祛邪法,并遵循辨证论治、辨证和辨病相结合的原则。

根据郭勇教授恶性肿瘤治疗的"四阶段"理论,我们将各阶段患者的扶正祛邪之法概述如下。

(1)围手术期　术前患者多为正气尚强盛,邪毒也较强,但患者将接受手术治疗,不应攻伐过度,故治疗应以扶正为主,适当祛邪,且术前患者往往情绪紧张、焦虑,此时可适当加用疏肝理气药物;术后患者正气虚弱,经手术切除后,邪毒也大部分被祛除,故此时应尽量以扶正为主,帮助术后患者早日恢复正气。

(2)辅助治疗期　该期患者的肿瘤已大部分被祛除,我们再通过辅助放、化疗杀灭残留的微小病灶。此期患者已经经历前期的手术治疗,并正在接受放、化疗,正气亏虚较剧,多表现为脾肺气虚、阴血亏虚等虚证为主,故仍应以扶正为主,侧重减轻放、化疗引起的不良反应及提高西医治疗的效果。

(3)随访观察期　该期患者体内的肿瘤细胞已经处于临床治愈水平,有一定的复发概率,故中医药治疗应以扶正祛邪并举,并以扶正为主,适度加用攻邪之品,且攻邪以不伤正为度。

(4)姑息治疗期　该期患者为带瘤生存,正气亏虚,邪毒炽盛,故应在详细评估正邪虚实情况后扶正和祛邪并举。晚期肿瘤患者多见脾肾亏虚,故扶正应注意补益脾肾,并以清补和平补为主,避免过于滋腻而损伤脾胃并有恋邪之弊;同时祛邪也需注意适度,过于攻伐反使正气愈发虚弱。此期患者情况复杂多变,仔细辨证尤为重要,以便达到祛邪不伤正、扶正不恋邪的理想效果。

手术、放化疗、靶向治疗等现代医学治疗方法均以尽量减少肿瘤负荷为主要目的,而就中医理论而言,西医疗法祛邪效果佳,但均会不同程度地损伤正气。郭勇教授认为,中医抗肿瘤治疗针对西医治疗的盲区和弱点着手,可取得很好的效果,故中医药治疗应发挥优势,以扶正为主,辅以祛邪,并根据肿瘤患者不同病情阶段的特点,将辨证和辨病相结合,从而发挥中医药治疗扶正祛邪的效果。

【参考文献】

[1] 郭勇. 中医肿瘤的"四阶段"概念探讨. 中华中医药学刊,2009,27(2):247-248.

[2] 郭勇. 恶性肿瘤及并发症中西医结合治疗. 2版. 北京:人民军医出版社,2014.

[3] 何任. 何任临床经验辑要. 北京:中国医药科技出版社,1998.

第5节　中医药在晚期肿瘤治疗中的优势

随着社会的不断发展、人口老龄化的日益加剧,恶性肿瘤的发病率逐年上升,现已成为我国常见死亡原因的首位。由于早期肿瘤症状不明显、人们体检意识淡薄及诊断手段的局限性,因此多数肿瘤患者被确诊时已属晚期,无法获得根治性治疗。现代医学治疗晚期肿瘤常以姑息性的放、化疗为主要治疗方式,注重对肿瘤局部进行治疗,以瘤体的缩小为疗效的评价指标。放、化疗治疗的副作用较大,在治疗的同时也会摧残人体正常的免疫系统,特别是本身体质虚弱的患者,无法承受细胞毒性药物的副作用,而不得不停止积极治疗,导致延误病情。而中医药治疗肿瘤注重整体,对瘤体的缩小可能并不明显,其疗效更多体现在对临床症状的改善、生活质量的提高和生存期的延长等方面。因此,尽管临床上达到病灶完全消失或者病灶部分消失的患者不多,但可以维持较好的生活质量和生存期,这正是中医药治疗晚期肿瘤的优势所在。中医药治疗晚期肿瘤的优势主要体现在以下几个方面。

1. 以人为本,带瘤生存

大多数晚期肿瘤患者曾接受放、化疗,机体免疫力明显低下;或者由于肿瘤本身的进展,并发症的相继出现,导致机体更加虚弱。此时,再一味地使用细胞毒性药物进行治疗,追求肿瘤局部的消退而不顾全身状况,结果往往适得其反,出现"肿瘤未死身先死"的结局。中医药治疗肿瘤注重权衡整体与局部之间的关系,并在晚期显示出了较大的优越性。运用中医整体观理论,通过辨证施治,以"扶正"治疗为主,不刺激肿瘤挑战机体,维持局部肿瘤与全身状况相对稳定,机体免疫和肿瘤对抗平衡,最终达到"带瘤生存"的目的。"带瘤生存",即人体与肿瘤和平共处,保持良好的生存质量,并能延长生存时间;"带瘤生存"是中医药治疗肿瘤的优势所在,也是晚期肿瘤中医药治疗的理论核心。

因此,对于晚期肿瘤患者,特别是一般情况差、不具放化疗指征的患者,应首先考虑给予中医药治疗,扶正祛邪并用,提高机体免疫力,使肿瘤处于"休眠"状态,从而达到延长总生存期的目的。

2. 改善症状,缓解病痛

(1)控制癌性疼痛　癌性疼痛是指癌症、癌症相关性病变及抗癌治疗所致的疼痛。癌性疼痛常为慢性疼痛,是晚期恶性肿瘤最常见的伴随症状之一,是影响患者生活质量的重要因素。实际上,疼痛不仅是一种症状,也是一种疾病,这是2002 年世界疼痛大会予以疼痛的新理念。目前,疼痛已被列为人体第五大生命体征。据世界卫生组织统计,70% 的晚期癌症患者认为癌痛是主要的症状,30%的癌症患者有难以忍受的剧烈疼痛。癌性疼痛会对癌症患者的身体、心理、社会、家庭等多个方面产生不良影响,因此控制癌痛对提高癌症患者的生活质量极为重要。目前,临床上常用"三阶梯药物镇痛法"控制癌痛,即第一阶梯轻度疼痛,给予非阿片类(非甾体类抗炎药)加减辅助镇痛药;第二阶梯中度疼痛,给予弱阿片类加减非甾体类抗炎药和辅助镇痛药;第三阶梯重度疼痛,给予阿片类加减非甾体类抗炎药和辅助镇痛药。虽然该镇痛法能迅速镇痛,临床疗效确切,但在控制疼痛的同时可能产生其他不良反应,如胃肠道反应、尿潴留等,对提高整体的生活质量效果欠佳;但对于重度疼痛的患者,这些药物却是不可或缺的。

中医将癌痛的基本病因病机归纳为"不通则痛""不荣则痛"。"不通则痛"是指机体五脏六腑、周身经络的气血运行不畅而发生的各种实证疼痛,包括气滞型、血瘀型、毒邪蕴结型、痰湿凝滞型。一般采用疏肝理气、活血化瘀、清热解毒、化痰散结、祛风除湿等治法治疗,常用方剂为柴胡疏肝散、血府逐瘀汤、清瘟败毒饮、二陈汤等。"不荣则痛"是指机体脏腑经络失去气血的温煦和濡养而导致的虚证疼痛,辨为血气亏虚型。一般采用益气养血、填精助阳、养血柔肝等治法治疗,常用方剂为十全大补汤、小建中汤等。

此外,中医镇痛还可采用外敷的方法来缓解症状。中医外治法是将药物捣烂直接涂敷于患处或穴位上,利用经络"内属脏腑、外络肢节、沟通表里、贯穿上下"的作用,既可治疗局部病变,又可通过外敷达到治疗全身性疾病的目的。临床上常使用芳香走窜的药物,辅以穿透力强的虫类药物,并以温经散寒、活血化瘀、行气散结、化痰祛湿为主要治法。中医外治法治疗癌痛具有以下几个优势:①药物直接通过皮肤、孔窍、腧穴等外在皮肤或黏膜吸收后,流经血脉,直达病所,镇痛效果强;②避免口服药物对消化道的刺激,不良反应小;③药物外敷成本低,性价比高;④易于操作,患者及其家属易掌握,在家中即可使用。

中医药不仅对癌痛本身具有治疗作用,而且可以通过健脾扶正、润肠通便、补益肺肾等方法,明显减轻阿片类药物引起的恶心呕吐、便秘、尿潴留等不良反应。例如,关洁珊等采用中医药疗法治疗阿片类镇痛药所致便秘,结果显示,中医药组治疗便秘的临床效果明显优于酚酞片组，且无明显不良反应，这体现了中医药减轻阿片类药物不良反应的治疗优势。

（2）缓解癌性发热　癌性发热一般是指癌症患者出现的直接与恶性肿瘤有关的非感染性发热。癌性发热是晚期恶性肿瘤的常见症状之一，可严重影响患者的生活质量。现代医学有关癌性发热的原因尚不明确，临床上常以对症处理为主，如给予物理降温及使用非甾体类抗炎药、糖皮质激素等，虽然降温快速，疗效确切，但停药后体温又迅速回升。中医药治疗癌性发热虽不如西药治疗见效快，但副作用小，能避免服用非甾体类抗炎药大汗淋漓所致气阴更虚之弊，且作用时间长，停药后体温不易回升，同时还能兼顾其他伴随症状。尤其可取的是，中医强调"治病求本"，针对癌性发热的原因分别采用养阴清热、甘温除热、利湿清热、化瘀清热、疏肝解郁、清热解毒等法，标本兼治，对改善症状及控制肿瘤进展、延缓病情具有积极的作用，进而提高患者的生活质量，延长生存时间。

有研究对中药与塞来昔布胶囊治疗癌性发热的效果进行对照，结果提示中药组的有效率明显高于塞来昔布组，在改善患者生活质量方面的作用显著，且副作用小。曹爱琴等通过对中医药治疗癌性发热的相关文献进行研究，总结出中药在治疗癌性发热方面取得了满意的效果。因此，治疗晚期肿瘤患者的癌性发热，特别是一般情况差者，应首先考虑采取中医药辨证施治。

（3）改善恶病质　肿瘤恶病质是以进行性消瘦、体重明显减轻、食欲不振、全身乏力、贫血、水肿、衰竭等为主要表现的一组综合征。恶病质是晚期恶性肿瘤最常见临床综合征之一。据统计，超过80%的晚期癌症患者发生恶病质，恶病质是癌症患者体质虚弱和死亡的主要原因之一。现代医学认为，癌症恶病质的发生机制极为复杂，与患者物质代谢异常及肿瘤相关性细胞因子的异常释放有关，但目前仍缺乏可靠的治疗手段。

恶病质属中医学"虚劳"范畴。其病机是患者久病不愈，气血阴阳不足，脏腑功能衰竭，脾失健运，肌肤失于濡养所致。根据恶病质的病因病机及临床特点，中医学在辨证论治的指导下，突出以"人"为本的整体观，强调"虚则补之，损则益之"的治疗原则，临床上多选用扶正固本、补益虚损的药物来调节人体阴阳气血和脏腑经络的生理功能，从而增强机体的免疫功能，达到缓解病情、延缓疾病进展、提高生活质量、延长生存时间的目的。中医常说"脾胃为后天之本，气血生化之源"，故在恶病质的治疗中以调理脾胃最为关键，且须贯穿治疗的始终。临床上常以四君子汤、六君子汤、补中益气汤、八珍汤、归脾汤等为基础方随证加减，同时少佐活血、清热、解毒、化痰、散结等祛邪之剂，还可以配合使用参芪扶正注射液或黄芪多糖注射液等静脉制剂，最大限度改善患者的生活质量，延长生存期,且疗效显著。

此外,现代研究发现,扶正固本、调理脾胃类中药还具有提高机体免疫力、增强抗肿瘤相关的细胞因子的活性,从而起到抗肿瘤的作用。例如,实验研究发现,四君子汤能调节部分细胞因子水平,改善癌性恶病质小鼠的营养状况,延缓恶病质的发生、发展。临床研究发现,参芪扶正注射液可能通过作用于恶病质相关细胞因子来改善患者的生活质量。

3. 调节情志,心身同治

晚期肿瘤以姑息性治疗为主,无法达到根治性治疗,因此患者及其家属往往认为得了晚期肿瘤就等于判了死刑,精神受到负面影响,产生悲观、抑郁、焦虑等不良情绪。情志因素对肿瘤的转归既是一种促进剂,又是一种诱生剂。如果一个人长期处于抑郁、痛苦等不良的精神状态,那么机体的内环境稳态就会遭到破坏,从而加速肿瘤的进展,而恶性肿瘤又会反过来影响人的心理状况,使两者形成恶性循环。现代医学主要采用抗焦虑的治疗方法,但其存在抗抑郁谱窄、易复发等缺点,故作用温和、副作用小的中医药越来越受到人们的关注。

我国古代医家一直提倡"善医者,必先医其心,而后医其身",这句话正是调节患者情志症状的精辟概括。中医药在调节情志方面具有丰富的经验,通常选用疏肝解郁、养心安神、理气活血等中药,如柴胡、郁金、八月札、枳壳、香附等,可以有效调节患者的精神状态,缓解患者焦虑、恐惧、抑郁等心理。根据晚期肿瘤患者所产生的不良情绪表现多属中医学"郁病"范畴,临床最常见的类型是肝气郁结、肝血不足,日久累及心肾,导致水火不济、心肾不交、心神失养,可选用逍遥散、柴胡疏肝散、天王补心丹、甘麦大枣汤、交泰丸等方剂加减,以疏肝理气、交通心肾、养心安神,促使患者的精神状态逐渐恢复正常,提高其生活质量。

4. 小结

目前,晚期肿瘤仍无法治愈,因此改善症状、提高生活质量、延长生存期是中医药治疗的主要目的。现代医学对晚期肿瘤患者的症状治疗及维持治疗存在弱点和盲区,而这正是中医药治疗肿瘤的主要切入点。中医药在消灭瘤体方面不是强项,但在处理癌症的相关症状、增强机体抗邪能力、稳定瘤体等方面则有较好的疗效,可以弥补现代医学的不足。因此,中医药在晚期肿瘤治疗中以其独特的优势,将有望成为此阶段舞台的"主角"。

【参考文献】

[1] 郭勇.恶性肿瘤及并发症中西医结合治疗.2版.北京:人民军医出版社,2014.

［2］关洁珊,林丽珠.小承气汤合增液汤治疗阿片类止痛药所致便秘 50 例临床研究.江苏中医药，2014，46(2)：35-36.

［3］徐玲,张学进,杨国良.四君子汤对癌性恶病质小鼠血清细胞因子的影响.中华中医药学刊，2015，33(4)：907-910.

第 5 章　营养在肿瘤治疗中的地位

随着科学技术的不断发展,恶性肿瘤的诊断技术与治疗手段也在不断进步,恶性肿瘤患者的生存时间不断延长,故肿瘤患者的生活质量及营养状态越来越受到重视。目前,恶性肿瘤患者的营养支持治疗已成为恶性肿瘤综合治疗的重要组成部分。

一、恶性肿瘤患者营养不良的影响因素

恶性肿瘤是一类消耗性疾病。随着肿瘤的发展与生长,机体内的营养物质不断被消耗,患者的营养状况逐渐恶化,至中晚期,许多患者出现恶病质现象。营养不良通常指热量、蛋白质或其他营养物质缺乏或过度,对机体功能乃至临床结局造成不良影响。而恶病质则是指在癌症患者中存在的复杂综合征,其特点是慢性、进行性、不知不觉体重下降,且经常伴有厌食、饱腹感和乏力等表现,通常由营养不良的肿瘤患者进一步发展和形成。目前已有大量研究表明,在确诊肿瘤时,约有—半的肿瘤患者体重已下降。引起恶性肿瘤患者营养不良的因素很多,正是由于各种因素相互作用,才导致了营养不良的发生。

1. 肿瘤本身的因素

一些特殊的肿瘤其本身就会影响患者的营养摄入,如食管癌患者的特征性表现是进行性吞咽困难,影响吞咽食物;而胃癌、肠癌及其他消化道和邻近器官的肿瘤易引起消化道梗阻及相关损伤,从而影响食物的摄入与吸收。此外,肿瘤本身就是一类消耗性疾病,肿瘤细胞的特点是可无限增殖,因此即使活动量降到最低程度,肿瘤细胞的代谢率仍然很高,导致肿瘤患者体内的蛋白质、脂肪等营养物质被大量消耗,而耗损的增加反过来又改变了患者的热量摄入与消耗,两者互为因果关系。消耗量超过人体的摄入量,就会造成营养不良,而随着肿瘤细胞的生长,营养物质的消耗量又逐渐增加,最终超过人体负担,从而发展成恶病质。另外,受肿瘤的影响,患者常出现厌食、恶心呕吐、消化道吸收功能障碍等不良

反应及症状,导致营养物质摄入量减少,引发营养不良及进行性肌肉消耗,机体组成发生改变,出现乏力、体重减轻等现象。

2. 肿瘤患者热量消耗异常

恶性肿瘤患者发生营养不良的另一个主要原因是热量异常消耗,主要包括热量消耗增加以及热量利用率较低。肿瘤恶病质患者常存在胰岛素抵抗、葡萄糖的有效利用率降低、脂质的氧化和降解增加、体脂减少、蛋白分解增加、肌肉减少等异常代谢。

肿瘤患者的糖代谢在肿瘤组织中以消耗葡萄糖供能较为多见,但是葡萄糖的有氧氧化被抑制,而以无氧酵解为主。葡萄糖通过无氧酵解供应热量,但无氧酵解会消耗人体大量的葡萄糖而仅仅产生少量热量,其终产物乳酸被运往肝脏,作为糖异生的基础物质又参与新的葡萄糖合成。在这个循环中,肿瘤组织消耗大量热量,患者的基础热量消耗会增加,但大部分热量无法得到有效利用。热量消耗增加和热量无效利用常会导致肿瘤宿主营养不良。

肿瘤患者的蛋白质代谢以肿瘤组织消耗机体大量含氮物质、肝脏合成白蛋白减少、肌肉等组织的蛋白分解加速为主要特点。其分解产物除一小部分被肿瘤细胞获取、利用外,其余大部分被用作糖异生的前体以及供肝脏合成急性蛋白质,因此蛋白质的利用率也较低。具体表现为肿瘤患者血清白蛋白水平降低,肌肉减少,体内氨基酸消耗严重。与机体内蛋白质分解加速相对的是,肿瘤组织内蛋白质的合成加速及氨基酸分解减弱。

因肿瘤患者糖代谢发生异常,无氧酵解产生的热量较少,无法满足机体的正常需要,故肿瘤患者为满足正常的热量消耗,在很大程度上需要依赖脂肪氧化供能。这就导致体内脂肪的储存含量下降,而血清游离脂肪酸氧化供能增加。因此,肿瘤患者经常出现脂肪进行性消耗,体重下降,并且导致高脂血症。

3. 抗肿瘤治疗的影响

肿瘤本身会通过各种途径影响患者的营养状态,而抗肿瘤治疗也会对肿瘤患者的营养状态产生重要的影响。手术治疗作为一种外源性创伤性治疗,往往会造成机体代谢紊乱及内环境失衡,导致机体代谢增高及蛋白质大量丢失。此外,术后机体组织在损伤、修复过程中也会释放大量炎症介质和细胞因子,加之术后禁食和接受肠外营养支持等,均会影响营养物质的消化、吸收,加重术后患者的负担。而放、化疗在治疗肿瘤的同时,也会对正常的机体组织细胞产生一定的杀伤作用,引起纳差、恶心、呕吐、腹泻、便秘等不良反应,从而进一步加重机体营养不良。此外,化疗药物还会影响机体的免疫功能,化疗后的患者免疫力降低,易并发感染,从而进一步加剧热量的消耗。

4. 心理因素的影响

从目前的医疗水平来看,很多时候恶性肿瘤仍是绝症,现代医学依然无法彻底治愈。因此,肿瘤患者在得知自己的病情后,往往会产生不同程度的抑郁、焦虑、恐惧等不良心理和情绪,出现食欲萎靡、不思饮食等症状,最终导致营养不良。

二、营养支持治疗的重要性

肿瘤本身消耗及抗肿瘤治疗等往往会使患者伴有不同程度的营养不良,甚至是恶病质。营养不良和恶病质会对肿瘤治疗及患者的预后造成十分不利的影响。营养不良会使肿瘤患者对放疗和化疗的耐受性明显下降,从而迫使治疗剂量相应下调,最终影响放疗和化疗的效果;营养不良可引起患者免疫功能低下而继发各种感染,而感染目前仍是恶性肿瘤患者的主要死亡原因;营养不良会导致肿瘤患者手术并发症增加、伤口不易愈合。因此,营养不良的肿瘤患者在各种治疗中,并发症及病死率均较无营养不良的患者有显著升高。有研究显示,营养不良的肿瘤患者,其住院时间延长,短期内再住院率升高,住院费用增加。此外,营养不良还会导致消瘦、体弱、乏力等,严重影响肿瘤患者的体力,最终导致其生活质量下降。综上可知,营养支持治疗在恶性肿瘤的治疗过程中具有非常重要的作用。

对于非终末期手术的肿瘤患者,营养不良会影响手术患者的预后。因此,通过营养支持治疗,可减少手术患者蛋白质的消耗并控制体重下降,有效改善患者的营养状况,降低手术并发症的发生率和手术的死亡率,提高患者的免疫力,降低因免疫功能低下引起感染的可能性,同时缩短住院时间,降低再住院率。

对于非终末期化疗的肿瘤患者,化疗往往会导致各种消化道反应,如恶心、呕吐、腹泻及胃肠道黏膜损伤等,从而加重营养不良;此外,肿瘤患者的营养状态也会影响患者对化疗的耐受程度,从而影响化疗效果。因此,通过营养支持治疗,可提高肿瘤患者对化疗及其他治疗的耐受性和依从性,降低化疗的毒副作用,从而提高疗效。

对于非终末期放疗的肿瘤患者,射线会对细胞 DNA 单链或双链产生直接和间接的杀伤效应,在杀灭肿瘤细胞的同时也会对放疗范围内的正常组织造成损伤,如损伤口腔黏膜、胃肠道黏膜,引起食欲下降、进食困难、恶心、呕吐、腹泻等不良反应,导致营养不良,降低肿瘤患者对放疗的耐受性,从而影响放疗的效果。因此,积极的营养支持治疗可改善患者的营养状态,从而提高患者抗肿瘤治疗的耐受性及依从性,并提高生活质量。

对于处于终末期的肿瘤患者,积极的营养支持治疗可以减轻肿瘤负荷,使失去治疗指征的患者再次获得治疗的机会,还可以延缓恶病质的进展,提高肿瘤患者的生活质量。

【参考文献】
[1] 谢丛华.营养支持在肿瘤化疗中的作用.临床外科杂志,2008,16(12):845-846.
[2] 文柳静.全肠外营养在肿瘤治疗中的应用现状与进展.天津医药杂志,2013,41(7):730-732.
[3] CSCO肿瘤营养治疗专家委员会.恶性肿瘤患者的营养治疗专家共识.临床肿瘤学杂志,2012,17(1):59-73.

第1节　与肿瘤相关的营养基础知识

恶性肿瘤患者营养不良的发生率很高,且后果严重。有31%～87%的肿瘤患者存在营养不足,约15%的患者在确诊时发现自己近6个月内体重下降超过10%,其中以食管癌、胃癌、肠癌、鼻咽癌等消化系统和头颈部肿瘤患者较为常见。营养不足和营养风险会使患者的死亡率、治疗过程中各种不良反应的发生率上升,并严重影响患者的生活质量,甚至使患者的生存时间缩短。因此,营养对肿瘤患者而言至关重要。

一、不同营养成分与肿瘤的关系

肿瘤的发生、发展是多种因素共同作用的结果,这些因素包括遗传、生活习惯、基础疾病、环境等,其中不同的营养成分与肿瘤的发生、发展也息息相关。

相关研究发现,高蛋白饮食与乳腺癌、结肠癌、胰腺癌及子宫内膜癌的发病有关,高脂肪饮食会增加结直肠癌、乳腺癌的发生风险,高胆固醇饮食则与胰腺癌的发病有关。而膳食纤维具有较强的吸水性,可吸收有害、有毒及致癌物质,促进肠蠕动,缩短有害物质在肠道的停留时间,故能降低肿瘤的发生风险。

总体而言,维生素可以降低肿瘤的发病率。例如,维生素A或β胡萝卜素可以降低肺癌、胃癌、食管癌、膀胱癌及结肠癌的发生风险,维生素C则可以降低胃癌、喉癌、宫颈癌等肿瘤的发病率，维生素 B_6 可能与乳腺癌和肝癌的发生相关，维生素 E 对降低乳腺癌的发病率有一定的作用。一般新鲜水果和蔬菜富含维生素，动物肝脏、蛋黄、各种奶类富含维生素 A，植物油、核桃、花生、瘦肉、牛奶、蛋类等含有较高的维生素 E。

此外，微量元素和肿瘤的发生、发展也有密切的关系。例如，砷、镉、铬和镍及其化合物有致癌作用，尤以铬、镍为甚，而硒、锌、碘、钼则有防癌作用。相关研究发现，锌缺乏与食管癌的发生有关，而小米、高粱、红薯、木薯、花生等含有较丰富的锌。铁缺乏可能引起消化道肿瘤。硒可以降低多种肿瘤，如白血病、结肠癌、直肠癌、胰腺癌、乳腺癌的发生风险。砷与皮肤癌和肺癌的发生相关，一般海产品只含有微量砷，但其可以通过农药、食品色素等污染食物而进入人体。

因此，肿瘤患者的日常饮食要注意均衡、健康，避免高脂、高蛋白饮食，增加膳食纤维和维生素的摄入，同时注意微量元素的补充。

二、营养不良的原因

1. 食欲下降

临床上，超过 50% 的肿瘤患者有不同程度的食欲下降，这是患者营养不良的主要原因之一。食欲下降的原因有很多，包括：①消化道肿瘤常会引起胃肠道不适；②肿瘤患者的味觉发生改变，对酸和咸的敏感度增高，而对甜的敏感度下降；③很多化学药物会引起恶心、呕吐等消化道反应；④肿瘤患者会伴随紧张、焦虑、恐惧等情绪，这些情绪会对食欲产生影响。

2. 营养物质代谢障碍

肿瘤患者营养不良的另一重要原因是三大营养物质代谢障碍。

（1）糖代谢障碍　糖代谢异常主要表现为葡萄糖转化增加，而组织对糖利用减少。肿瘤组织主要通过无氧酵解途径利用葡萄糖，而无氧酵解过程中会消耗机体大量葡萄糖，同时也消耗机体大量热量，但产生的热量却远少于有氧氧化，因此最终会影响正常组织器官的热量代谢。

（2）蛋白质和氨基酸代谢障碍　肿瘤患者蛋白质分解增加，其产物除被肿瘤细胞攫取外，其余会重新参与到蛋白质的合成中，但在这个过程中，亦需要消耗热量，这部分热量约占基础热量消耗值的 10%～20%。因此，有人称肿瘤是"葡萄糖与蛋白质的陷阱"：肿瘤消耗机体大量含氮物质，肝脏合成白蛋白减少，而肌肉等组织对蛋白质的分解速度增加。其主要表现为血清白蛋白水平降低，肌肉减少,体内氨基酸被严重消耗,这是肿瘤患者出现恶病质的原因之一。

(3)脂肪代谢障碍 肿瘤患者很大程度上依赖脂肪的氧化供能,脂肪氧化会使患者体内脂肪的储存量下降,同时脂肪的分解会导致自由脂肪酸、血脂水平升高,故体重下降的肿瘤患者普遍患有高脂血症。

虽然蛋白质和脂肪均需转化为葡萄糖才能被人体进一步使用,但是由外界输入葡萄糖并不能抑制蛋白质和脂肪分解,肿瘤患者蛋白质和脂肪组织均会进行性消耗,从而引起体重下降。

3. 消耗增加

肿瘤是一类"高消耗"疾病。与正常的细胞相比,肿瘤细胞需要消耗更多的营养物质。这就说明与正常人群相比,肿瘤患者本身就需要更多的营养,如果没有足够的营养摄入,就会导致机体组织不断被消耗,最终发展成为恶病质(一种极度消瘦、精神衰败的状态)。

三、营养不良的种类

1. 热量缺乏型营养不良

该型以热量摄入不足为主,即"吃不下",使营养没有来源,患者主要表现为消瘦。但是,除了患者外在的形体消瘦之外,其内在的器官也会因为营养缺乏而萎缩,因此该型又称消瘦型营养不良。

2. 蛋白质缺乏型营养不良

该型指热量摄入基本满足,但蛋白质严重缺乏的营养不足。肿瘤细胞生长比正常细胞快,这就需要消耗人体大量的营养物质,包括蛋白质。这类患者体重可在正常范围内甚至超出正常范围,通过体质指数估计,在 $18.5kg/m^2$ 到 $23.9kg/m^2$ 之间,甚至大于 $23.9kg/m^2$(体质指数=体重/身高的平方),其主要表现为不同程度的水肿,但这种水肿一般是对称性的,故又称水肿型营养不良。

3. 混合型营养不良

该型指热量与蛋白质均缺乏的营养不足,常见于晚期肿瘤患者,往往预后不佳,故又称蛋白质-热量营养不良。

四、营养风险评估的方法

评估营养风险的方法有很多,对于住院患者,一般将 NRS 2002 作为是否需要营养支持治疗的筛查工具。若 NRS 评分≥3 分,则表示存在营养风险,需制订个体化营养计划,给予营养支持治疗;若 NRS 评分<3 分,则表示虽无营养风险,但应在住院期间每周评估 1 次(详见本节附件)。

五、增加营养的方法

1. 调整饮食

患者可以通过"少食多餐"来增加食物的摄入。在选择食物时,尽量增加蛋白的摄入量,如乳制品、蛋、鱼、肉、豆等都是优质蛋白来源,但要控制红肉(如猪肉、牛肉、羊肉)及加工肉(如香肠、火腿)的摄入,避免食用腌制品。从总体上来说,动物蛋白优于植物蛋白,乳清蛋白优于酪蛋白。同时,要注意荤素搭配(荤:素＝1:2),要求每日蔬菜＋水果共摄入 5 份(蔬菜 1 份＝100g,水果 1 份＝1 个)。

2. 肠内营养

肠内营养的方式包括口服、鼻胃置管、鼻肠置管和胃肠造瘘。

口服是最理想的营养支持方法。临床上常用肠内营养乳剂和肠内营养粉剂。前者按 1:1 的比例温水调匀,多次服用,开启后保质期为 1 天,用量可多至1000ml/d。后者一般取 6 勺(400g/罐)溶于 250ml 温水中,每天服用 3 次。也有患者因为客观因素而难以口服补充营养,通常采用鼻胃置管或鼻肠置管来补充营养。鼻胃置管的优点是胃容量大,能缓冲营养液的渗透压,但对于昏迷、有胃排空障碍或严重食管反流患者,应选择鼻肠置管。对于食管完全梗阻的患者,可优先选择胃肠造瘘,但胃肠造瘘需通过手术或内镜进行。

一般患者进行肠内营养需要经过一段适应期,原则是先少量、低浓度,然后逐渐增加至全量。在肠内营养过程中,常会出现以下情况:①营养管堵塞,常见原因是膳食残渣和粉碎不全的药片黏附于管腔内,可用温水、可乐、胰酶等冲洗。②置管不当,尤其是对于昏迷患者,存在营养管误入气管甚至误输入营养液的严重后果。腹泻和便秘是肠内营养的常见并发症。腹泻的原因主要包括高浓度营养液造成的高渗透压、小肠对脂肪不耐受、肠黏膜水肿、营养液污染等。便秘的主要原因是营养液中的膳食纤维过少,可通过适量添加膳食纤维来改善。

3. 肠外营养

肠外营养液主要由水、糖类、氨基酸、脂肪、维生素、电解质、微量元素等组成,根据病情需要可酌加胰岛素、抗生素等药物。肠外营养的目的是提供非蛋白热量,减少蛋白分解,促进蛋白合成,根据患者的代谢梯度、含氮营养物质的需求、理想的非蛋白热量与氮的比例等资料来计算碳水化合物和脂肪的需要量,并据此设计处方。

肠外营养的途径有中心静脉和外周静脉两种,目前多经中心静脉进行。外周静脉一般用于胃癌术后禁食时间不长、短期禁食的患者,但使用时间不宜过长,通常不超过2周,如出现手术并发症而需要营养支持超过2周,则应改用中心静脉,且一般选择上肢较粗的静脉,不选择下肢静脉,以免下肢活动减少而诱发下肢静脉血栓。

中心静脉分为外周中心静脉导管(PICC)和中心静脉导管(CVC),其中CVC又分为暂时性和永久性两种。对于肠外营养持续超过4周或长期、间断需要肠外营养的恶性肿瘤患者,推荐使用永久性CVC,又称输液港。相比于CVC,PICC有操作简单、创伤小、时间短的优点,但并发症的发生率高于CVC。PICC常见的并发症有静脉炎,表现为肘关节至肩关节部位皮肤发红、肿胀、疼痛,而CVC易并发感染和发生导管断裂。

营养不良会使肿瘤患者对放疗和化疗的耐受性明显下降,还会造成免疫功能低下而继发各种感染,而感染是恶性肿瘤患者的主要死亡原因之一。同时,营养不良也可能导致手术并发症增加、伤口愈合不良。此外,营养不良还会影响肿瘤患者的预后及生活质量。因此,在肿瘤患者的治疗过程中,重视营养支持、改善营养状况是非常必要的。

【参考文献】

[1] Wigmore SJ, Plester CE, Richardson RA, et al. Changes in nutritional status associated with unresectable pancreatic cancer. Br J Cancer, 1997, 75(1):106-109.

[2] 张红,张燕. 膳食营养与肿瘤的防治. 中国疗养医学, 2009, 18(7):629-632.

[3] Couch M, Lai V, Cannon T, et al. Cancer cachexia syndrome in head and neck cancer patients: part Ⅰ. Diagnosis, impact on quality of life and survival, and treatment. Head Neck, 2007, 29(4): 401-411.

[4] 石汉平,凌文华,李薇. 肿瘤营养学. 北京:人民卫生出版社,2012.

[5] White JV, Guenter P, Jensen G, et al. Consensus statement of the Academy of Nutrition and Dietetics/American Society for Parenteral and Enteral Nutrition: characteristics recommended for the identification and documentation of adult malnutrition(undernutrition). J Acad Nutr Diet, 2012, 112(5): 730-738.

[6] CSCO肿瘤营养治疗专家委员会. 恶性肿瘤患者的营养治疗专家共识. 临床肿瘤学杂志,2012,17(1):59-73.

［7］中国抗癌协会. 肿瘤营养治疗通则. 肿瘤代谢与营养电子杂志，2016，3(1)：28-33.

［8］石汉平,许红霞,李苏宜,等. 营养不良的五阶梯治疗. 肿瘤代谢与营养电子杂志，2015(1)：29-33.

［9］杨小娟. 外周导入中心静脉置管与中心静脉置管并发症的比较. 中华现代护理杂志，2005，11(12)：942-943.

【附件】

NRS 2002 评分系统

1. 疾病严重程度评分

评 1 分：□一般恶性肿瘤　　□髋部骨折　　□长期血液透析　　□糖尿病　　□慢性疾病(如肝硬化、COPD)

评 2 分：□血液恶性肿瘤　　□重度肺炎　　□腹部大手术　　□脑卒中

评 3 分：□颅脑损伤　　□骨髓移植　　□重症监护患者(APACHE＞10)

2. 营养受损状况评分

评 1 分：□近 3 个月体重下降＞5％，或近 1 周内进食量减少 1/4～1/2

评 2 分：□近 2 个月体重下降＞5％，或近 1 周内进食量减少 1/2～3/4，或 BMI＜20.5 及一般情况差

评 3 分：□近 1 个月体重下降＞5％，或近 1 周内进食量减少 3/4 以上，或 BMI＜18.5 及一般情况差

3. 年龄评分

评 1 分：□年龄＞70 岁

营养风险筛查评分＝疾病严重程度评分＋营养受损状况评分＋年龄评分

第 2 节　均衡营养膳食

在日常门诊中,不少患者在就诊即将结束时会提出一些与膳食相关的问题,如"平时我吃的方面有没有什么要注意的""我能不能吃营养品""听说这个东西是要忌口的"等类似问题。也有部分患者认为只要完成手术、放疗、化疗及中医药治疗就可以了,饮食无关紧要,甚至有些患者听信谣传,认为可以通过节食来"饿死"肿瘤细胞。

其实,患者应该重视饮食营养。营养不足会造成机体免疫力下降,从而导致肿瘤的发生。同时,抗癌治疗在杀死肿瘤细胞的同时也会损伤机体的正常细胞,导致机体亏损、营养不足,甚至导致患者无法进行规范治疗。从肿瘤患者高代谢或在应激状态下导致营养丢失最终发展为恶病质、影响预后等方面分析可知,营养补充是十分必要的。当营养支持发展至能治疗营养不良、调节代谢及免疫等时,营养支持可升华为营养治疗。目前,在肿瘤治疗中,营养治疗已同手术、放疗

及化疗处于一样重要的地位,并建议将营养治疗提升为全程、系统、全面、整体的治疗。均衡、合理的营养膳食可以降低发病率、就诊频率,防止肿瘤复发及转移,提高生活质量,降低并发症发生率及死亡率。

通常我们认为营养干预在晚期或是手术及放、化疗后才有价值,其实营养干预在肿瘤确诊时就应该开始,并全程介入、有机结合到其他治疗中。当然,并非所有患者都需要进行营养补充,而是需要参考患者的 PG-SGA(患者提供的主观整体营养状况评量表)分值。此外,正如肿瘤疼痛有三阶梯治疗,抗生素有阶梯治疗,营养治疗也是分阶梯的。首先,无论是居家患者还是住院患者,首选的营养治疗都是口服营养治疗,而且首选普通配方的口服营养剂。只有在荷瘤情况下,才选择特殊配方,即免疫增强配方。当使用的治疗阶梯 3～5 天不能满足 60％目标热量需求时,应选择上一个阶梯。

均衡膳食包括构建营养素的合理比例及食物四性五味不能过于偏颇两个方面。营养素包括热量、水、蛋白质、糖、膳食纤维、脂肪、无机盐(矿物质)、维生素,还包括非必需营养素。食物四性即寒、热、温、凉,五味即辛、甘、酸、苦、咸。

其一,热量的问题。首先,不同的癌肿或患者处于不同的应激状态,其热量代谢的差别非常大。因为不同器官代谢的热量占比是不一样的,如肝约占 21％,脑约占 20％,骨骼约占 22％,肾脏约占 8％,当肿瘤生长或转移到这些器官时,热量代谢会大大增加,故要特别重视及调整热量摄入。对于恶性肿瘤患者,一般建议每日总热量供应在 25～30kcal/kg(1kcal＝4.186kJ),而在静息状态与其他不同活动水平下,每日的热量需求也不尽相同,通常每日摄入 20～25kcal/kg(卧床患者)或 25～30kcal/kg(有活动能力的患者)。但是,对于胃、食管恶性肿瘤的患者,每日热量摄入应提高一个数量级,如 25～30kcal/kg、30～35kcal/kg。肝脏重约 1.5kg,约占 2％的全身体重。肝脏肿瘤病灶越大、转移越多,预示热量消耗越多,预后越差,故应对患者进行营养教育、人工营养等营养干预,这显得尤为重要。而甲状腺癌、早期乳腺癌患者热量代谢通常没有发生很大变化,故热量摄入量不需要像对其他肿瘤一样进行积极干预。

由糖代谢的克勒勃屈利(Crabtree)效应可知,摄入大量葡萄糖会导致大量甘油三酯生成,从而发生代谢综合征,致恶性肿瘤的发生率上升。另外,肿瘤患者主要通过糖酵解途径供能,而由糖代谢的瓦尔堡(Warburg)效应可知,通过抑制糖酵解、促进有氧氧化的途径可以达到控制肿瘤的目的。因此,热量控制的基本要求如下:达到 70％～90％的热量目标需求,无须达到 100％的目标量。同时,热量控制能提高放、化疗的效果,但是不能以体重下降为代价。只有肥胖的乳腺癌患者,其脂肪的减少是有利于预后的,但切勿导致骨骼肌减少。相关研究显示,骨骼肌减少 10%,死亡率约上升 10%。当任何无原因,体重下降变化达到 2%时,即可视为恶病质的早期,此时患者应立即就诊查找原因;否则当体重下降变化达到 10%~20%时,后果往往不堪设想。目前已明确,肿瘤患者适度控制热量的摄入,这有利于延长生存时间,防止肿瘤的复发、转移,提高生活质量以及减少第二原发癌的发生。控制热量不是控制食物,控制食物意味着蛋白质、矿物质、维生素的摄入量减少。减少热量摄入,即单纯减少脂肪和糖的摄入,尤其是控制碳水化合物的摄入,从而达到调节代谢、延长生存时间和提高生存率的目的。

　　其二,液体的补充问题。总体来说,液体量达标的基本要求如下:满足 90% 及以上液体目标的需求。因为肿瘤患者总体水量并不一定减少,减少的是第一间隙(细胞内液)和第二间隙(存在于组织细胞间的细胞外液)的水量,增多的是第三间隙(存在于体内各腔隙中的一小部分细胞外液)的水量,故应该使第三间隙的水量回到第一、二间隙。

　　其三,蛋白质的补充问题。饥饿反应能使机体积极保留蛋白质组织。当肿瘤进展时,机体以分解蛋白质为主。大多数进展期患者肌肉蛋白质的分解率高于合成率,蛋白转化率增加,机体呈负氮平衡。骨骼肌蛋白质消耗增加是肿瘤患者蛋白质代谢的特征之一,也是导致恶病质的主要因素。支链氨基酸能促进骨骼肌代谢,增加骨骼肌中的含量,53%的支链氨基酸在肌肉中代谢,且可通过血脑屏障抑制 5-羟色胺形成,改善厌食、早饱等症状。同时,脉冲式为肿瘤患者增加蛋白质,有助于肿瘤患者蛋白质的合成。故对于肿瘤患者,特别是肝脏肿瘤患者,推荐摄入支链氨基酸来补充蛋白质。同时,一般推荐提高蛋白质的摄入量,尤其是提高优质蛋白质的摄入比。建议每月蛋白质的供给量为 1.0~1.5g/kg,严重消耗者为每日 1.5~2.0g/kg;对于手术、放化疗等肠道吸收功能障碍患者,建议优先选择短肽制剂。

　　其四,脂肪的补充问题。肿瘤患者一般存在脂肪利用障碍。机体单纯摄入大量脂肪,会产生较多酮体,这是生酮疗法的部分机制。生酮饮食的作用机制包括减少葡萄糖供应、抑制胰岛素相关通路、酮体代谢缺陷、改变癌基因和抑癌基因表达、酮体直接抑制肿瘤等多个方面,未来可能在多个靶点上进行联合或独立研究。同时,生酮疗法的临床治疗效果是明显的,故推荐高脂肪饮食,以达到生酮疗法的目的。另外,在部分特殊疾病的治疗中,机体 45%以上的热量是由脂肪提供的,这可能对控制血糖、减少二氧化碳产生有益。

　　其五,维生素的补充问题。推荐适量摄入维生素。研究表明,维生素 B_1 抗肿瘤的作用机制是解除丙酮酸脱氢酶激酶(PDK)对丙酮酸脱氢酶(PDH)的抑制作用,促进葡萄糖的有氧氧化,抑制葡萄糖的糖酵解,从而控制肿瘤的供能。维生素 C 治疗肿瘤的作用机制是氧化还原反应。同时,维生素 K 与维生素 C 的作用机制相同,两者可发挥很好的协同作用。维生素 C 口服无效,只有静脉注射才有效;小剂量维生素 C 无效,只有大剂量才有效。另外,维生素可用于肿瘤的免疫营养治疗。维生素 A、维生素 D 等可促进淋巴细胞增殖、分化及细胞因子的产生,增强吞噬细胞等的杀伤作用,增强免疫系统的防御功能。

最后,应 100% 达到无机盐(矿物质)、非必需营养素和纤维素的目标需求。无机盐(矿物质)、非必需营养素和纤维素都是维持健康不可缺少的要素。对于肿瘤患者,它们同样可以起到维持内环境稳定、增强免疫功能、提高生活质量等作用。

中医将肿瘤纳入"癥瘕积聚"病范畴,常兼有"正虚"与"邪结"。中医的根本治疗方法是扶正祛邪、清热解毒、活血化瘀、软坚散结,同时随证加减中药,四诊合参,辨证论治。而中医食疗同样将每种食物归类为不同的偏性,肿瘤的中医食疗要因人制宜、因时制宜、因病制宜,不能按一种标准施行。通常随病情变化,或参照"四阶段"理论制定食疗方案,不可过于简单、片面。对于阴虚体质的患者,食补应选用补阴力道较强的食物,此类食物性多甘凉滋润,可以养阴生津。代表食物有铁皮枫斗、灵芝孢子粉、甲鱼、山药以及各种蔬菜、水果等。对于阳虚体质的患者,宜选用阳力较强的食物,此类食物大多性味温热滋补。代表食物有莲子肉、鸡肉、山药及各种奶制品等。需要注意的是,恶性肿瘤患者特别是化疗后患者气虚是比较常见的一种体质类型,症状与阳虚相近,但畏寒怕冷症状不如阳虚体质明显,故应进食有补气功用的食物,如人参、山药、大枣等;对于阴盛体质的患者,多选用祛湿利水功效的食物,代表食物有薏苡仁、红枣等(注意:此时若进食有补阴作用的食物,就会助湿而导致症状加重)。对于阳盛体质的患者,应选择具有泻火功能的食物,此类食物性味多苦寒。代表食物有金银花、野菊花、莲子心、绿豆、西瓜等(注意:此时进补温热性食物,如辣椒、煎炸食品等,就会导致症状加重)。此外,肿瘤的中医食疗亦要因时制宜、因病制宜,具体表现为随季节变更而调整药物;在围手术期、辅助治疗期、随访观察期、姑息治疗期各个阶段,治疗也各有侧重。由此可知,肿瘤的中医食疗在辨证论治的基础上,还要准确把握各种食物偏性方可制订食疗计划,否则适得其反。因此,只有自身有较好的中医基础或在专业中医师的指导下,才能进行较长期的中医食疗。肿瘤患者最常关心的一个问题是忌口。与此同时,在浙江,几乎所有的肿瘤患者都有服用铁皮石斛、冬虫夏草、灵芝孢子粉。但是,根据中医理论,这三种中药并非人人适合服用。虫草偏热性,故热证、实证患者不适合服用;铁皮石斛有润肺、养阴、清热之功效,不适合阴盛体质患者服用;灵芝孢子粉有清热作用,故虚寒体质,如大便清稀、次数多的患者不适合食用。而不同的癌症患者,其饮食禁忌也是不一样的,如乳腺癌患者不能过量食用油脂、鱼、肉、鸡蛋、牛奶等食物,应适当限制蛋白质摄入;大肠癌患者忌摄入大荤、滋补类食物,宜给予高纤维、低脂肪饮食;肺癌患者则无特殊忌口。总之,肿瘤患者不必过于忌食含某类营养素的食物,建议在中医辨证的基础上均衡、合理地搭配各种偏性的食物。

【参考文献】

［1］ Arends J, Bachmann P, Baracos V, et al. ESPEN guidelines on nutrition in cancer patients. Clinical Nutrition, 2016,36(1):11-48.

［2］ Saleh A, Simone B, Palazzo J, et al. Caloric restriction augments radiation efficacy in breast cancer. Cell cycle, 2013, 12(12): 1955-1963.

［3］ Charney P. Nutrition screening vs nutrition assessment: how do they differ? Nutrition in Clinical Practice, 2008, 23(4): 366-372.

［4］ 石汉平. 肿瘤生酮疗法. 肿瘤代谢与营养电子杂志,2016,3(2):66-70.

第6章 肿瘤患者的调摄和自我保健

第1节 围手术期肿瘤患者的调摄与自我保健

随着肿瘤疾病筛查技术的不断发展和完善,有越来越多的人在体检时发现自身某些肿瘤指标异常,通过进一步检查,部分人群最终被诊断为癌症,其中有一部分人群在确诊时尚处于癌症早期阶段。而对于早期癌症患者来说,目前最有效的治愈手段仍是手术。临床上,手术与围手术期关系密切。所谓围手术期,即以手术治疗为中心,包含手术前、手术中及手术后的一段时间,具体是从确定手术治疗时开始,直到与这次手术有关的治疗基本结束为止,时间在术前 5~7 天至术后 7~12 天。由于手术是一类创伤性较大的治疗措施,因此往往会给患者带来巨大的精神压力,甚至出现寝食难安的焦虑状态。此外,围手术期术前麻醉、术中失血、术后疼痛等多种因素相加,易造成患者出现气滞血瘀、气血亏虚证候。因此,在围手术期,除医护人员对患者进行心理、生理方面的宣教、护理以及完善患者术前准备外,肿瘤患者的自身调摄与自我保健对调整上述特定状态尤为重要,甚至是必不可少的。

一、调摄情志的重要性

从古代中医经典及历代医家著作中不难发现,祖国医学推崇的关于七情(喜、怒、忧、思、悲、恐、惊)、五志(怒、喜、思、忧、恐)等一系列意识思维活动和心理精神状态在养生保健方面起到了非常重要的作用。《黄帝内经》曰:"夫上古圣人之教下也,皆谓之虚邪贼风,避之有时,恬淡虚无,真气从之,精神内守,病安从来。"所谓"真气从之,精神内守",通俗地说就是我们个人通过对意识与心态的自我锻炼和调节,保持乐观的心态和积极的情绪,以达到全身经络舒畅、气血调和、阴阳平衡的最佳状态。

现代医学则从以下三个方面来阐述情志对个人健康的影响。

第一,强烈的情志改变会导致自主神经调节功能发生紊乱,使体内生理生化环境失常,如月经失调、诱发精神疾患等。

第二,太过的情志刺激会引起内分泌系统发生紊乱,使机体释放大量不必要的神经递质和激素,如惊恐致猝死等。

第三,恶劣的情志会抑制正常的免疫功能,使机体免疫系统不能及时发现并杀灭致病原,如抑郁而终。此类患者多较常人易感疾患,自我修复能力较差。

总而言之,情志改变会打破人体内环境的稳定状态,从而导致人体免疫力下降和发病率上升,而现代医学也已有很多证据支持上述观点。

在手术前这个阶段,患者通常处于紧张、焦虑、恐惧等心理状态,外在表现为血压升高、心率加快、失眠、食欲缺乏,而内在失衡即表现为神经、内分泌和免疫三大系统发生紊乱。相关研究显示,若不良情绪不能及时得到安抚和缓解,则可能影响术前的麻醉效果和术中的安全,甚至还会影响术后的恢复,如加重肿瘤患者术后的疼痛、过度依赖镇痛药物,以至于不得不延长住院时间,不利于术后的整体恢复。

二、手术前的调摄与自我保健

肿瘤患者在手术前出现一定程度的多思、多虑、不安等情绪是正常现象,但是当患者过度消极时,就会影响整个围手术期的治疗效果。中医强调思伤心脾,思则气结。多思久虑必致人体内情志不畅、气机郁滞、中焦脾胃升降失调、气血生化乏源,无以荣养心脉,心为五脏六腑之大主,终可致情绪异常、夜寐欠佳、食欲减退,并造成气滞为主、气血亏虚为辅的证候特点。因此,应通过调摄精神来尽可能减轻、缓和不良情志对患者的影响。

肿瘤患者首先要了解早期癌症或有手术指征的患者通过手术是可以达到治愈或者提高术后生存率的。这是一个极其重要的积极因素。肿瘤患者应在心理上树立“癌症是可以战胜的”这一坚定的信念。在这个前提下,肿瘤患者做到心理上重视,精神上轻视,并保持乐观、积极的心态,避免情绪波动,消除不良情志,以便早日康复。

常见的不良情志分类如下。

(1)情志郁结证　患者易表现为喜叹息,胸胁、少腹处隐隐胀满不适,食欲不振等。患者可欣赏一些节奏明快、旋律流畅、情调欢乐的歌曲,这可以达到开畅胸怀、疏解郁闷的效果。

(2)情志焦躁证 患者常表现为烦躁易怒、头晕目眩、口苦、失眠等。患者可聆听一些节奏缓慢、旋律柔绵婉转、曲调低吟的作品,这可以起到镇静宁心、解忧除烦的功效。

(3)忧郁悲观证 患者多表现为情绪低落、精神萎靡、不喜交谈、大便稀溏等。患者可聆听一些节奏有力、旋律高亢、曲调雄壮的音乐,这可以起到激昂情绪、增强胆力、振奋精神的功效。

(4)脾胃气虚证 患者常表现为食少、食后胀甚、腹胀、便溏、神疲乏力等。患者可观看歌舞或唱歌类表演,以乐心意。

(5)肝郁气滞证 患者常表现为善太息,胸胁、少腹胀满疼痛不适、走窜不定。患者可观赏喜剧或滑稽类节目,以宽心胸。

在住院期间,患者应继续维持日常良好的生活习惯,总原则是做到放松自我。

(1)通过阅读转移注意力 患者可以阅读一些平素感兴趣的书籍、期刊,将更多的注意力转移到能使自己快乐、兴奋的焦点上,减少不必要的担心和郁闷。若患者表现出悲观的情绪,如闷闷不乐、少言寡语、纳差等症状,则可以阅读一些幽默笑话,通过"喜"来胜"悲",这符合中医的五行生克理论。

(2)通过音乐调整心态 患者可以欣赏一些自己喜欢的歌曲来放松紧张的情绪。相关研究显示,音乐可以通过刺激听器官和听神经来影响肌肉舒缩、血液循环和脏器活动,协调脏腑功能,促使气血正常运行。通俗来讲,就是音乐具有缓解紧张、减轻疼痛、催眠和通便的效果。清代医家吴尚先在《理瀹骈文》一书中说:"七情之病也,看花解闷,听曲消愁,有胜于服药者矣。"

(3)通过娱乐节目舒畅心情 患者可以观看自己喜爱的综艺节目或电视剧,从而达到分散注意力、转移焦点、和缓情绪的目的。

此外,患者还应多与家人沟通,多交谈一些快乐、开心的主题;饭后宜在家人的陪伴下适当进行散步和锻炼。住院期间患者与家人相处的时间越多,就越有家的感觉和安全感,并降低对医院的陌生感和恐惧感。

在自我保健方面,术前患者会产生消极情绪,可引起以失眠、纳差为主的症状。而按摩疏导最迅速、最直接的作用就是放松肌肉、调畅经络和气血,故建议患者对相关穴位和经络进行自我点压、按摩、疏导,以促睡眠、助消化。

术前患者失眠、纳差的主要原因是情志不舒,故以选取足厥阴经、足太阴经、手少阴经为宜。人体经络循行的部位是有一定规律的,如双上肢内侧为手三阴经,双下肢内侧为足三阴经;手足三阴经的分布为太阴在前、厥阴在中、少阴在后；手三阴经起于胸部，止于手指；足三阴经起于足趾，终于胸腹。具体操作如下：循手足阴经经络的起止走向进行按揉，每条经络按揉 3～4 遍。提示：按揉力度以出现酸胀感为宜。

在选穴方面，以头面部、腹部、四肢部自身易触及的穴位为主，如头面部的印堂、太阳和百会，腹部的天枢、中脘，四肢部的三阴交、足三里、太冲。每个穴位每次按摩 3～5 分钟，每天 1 次；点按时应采用由轻到重、由浅到深、由表及里的手法。

建议不要在临睡前进行点按。

三、手术后的调摄与自我保健

肿瘤患者手术后最关心的问题是术后的恢复。术后恢复可以诠释为一种全方位、整体性的恢复，既包括脏器功能方面，也涵盖心灵精神层面。术后恢复需要医护人员的大力参与，更需要患者自身的积极配合投入。因此，患者自我保健及康复锻炼在术后这个阶段扮演了相当重要的角色。术后恢复的总原则是根据患者的癌种、手术方式及术后体质等具体情况确定自我保健及康复锻炼方式，不能急于求成，也不能延误怠慢，重视改善患者的体质，增强术后免疫功能，合理选择饮食，妥善安排生活起居。

常见肿瘤患者术后的自我保健指导如下。

1. 肺癌术后保健

肺癌手术是对肺段、肺叶进行切除，故术后患者的肺功能会出现不同程度下降。患者应尽早进行有效呼吸，尽量自主咳嗽、排痰，这有利于肺功能尽快适应和恢复。在肢体锻炼方面，应取直立姿势，循序渐进对术侧肩关节进行悬挂牵张的伸展运动，防止肢体畸形、肌肉僵硬和失用性萎缩。在选穴按摩方面，可以选取迎香、太渊等穴进行点揉，以改善头面部与鼻部淋巴和血液循环，提高机体免疫力。在饮食方面，建议首先在肠道排气后进食一些流质，然后过渡到半流质，最后给予普食。术后患者若发现自己的舌苔偏厚，口中有黏腻感，则暂不选择如甲鱼、鸽子等滋腻之品，推荐清淡饮食，如蔬菜类和富含维生素的水果；此外，推荐（可以）用薏苡仁、红豆煮成稀饭，以达到祛湿健脾、培土生金的目的。必须戒除烟酒。

2. 乳腺癌术后保健

近年来，虽然采用微创手术治疗乳腺癌取得了很大进步，但是对行腋窝淋巴结清扫术的乳腺癌患者来说,手术瘢痕收缩、患侧上肢活动量减少等因素均会导致静脉回流的阻力增加,易造成上肢水肿和肩关节活动受限。因此,术后患者应尽早开展术侧上体的恢复锻炼,通常在术后1~3天可以适当握拳、回转腕关节、屈伸肘关节;在术后4~6天,可进行前臂上下、左右、前后摆动,做一些如换衣服、梳头的简单动作;在术后7~12天,练习上肢前上举、过头摸对侧耳朵等动作。此外,还可以长期练习乳腺癌术后康复操。在饮食方面,建议给予低盐、低脂饮食,避免食用油炸食品。

3. 肠癌术后保健

肠癌患者术后最担心的是消化、吸收、排便方面的问题。术后患者易出现肠粘连、腹泻或者便秘等情况。在体位姿势方面,建议患者不要长时间保持半卧位,以免增加腹腔内压力。在选穴按摩方面,由于腹部切口尚未完全愈合,因此以(选取)四肢部穴位为主,如足三里、丰隆、上巨虚、下巨虚等对胃肠道蠕动有双向调节的腧穴;操作方法为点按,以辅助肠道消化和免疫功能的恢复。在膳食方面,若大便难解、粪质干燥,则可将粗粮、蔬菜和油脂较多的润肠食物搭配,如芝麻、蜂蜜、猕猴桃、火龙果、白菜等;若大便稀溏,则宜食用细粮和含纤维素少的食物,如鸡肉、鲜果汁、菜汁;可适当食用酸涩的水果,如石榴、乌梅、山楂;忌油腻难消化之品,少食产气食物,如白薯、豆类、面粉类。

4. 胃癌术后保健

脾胃乃后天之本。对于胃大部切除或全胃切除的肿瘤患者来说,体内缺少了一个重要的消化器官,将会长期影响食物的消化和营养的吸收,进而不利于术后快速恢复。在饮食方面,总原则是质从稀到稠,量从少到多;少量多餐,以每日4~6餐为宜;细嚼慢咽,尽量将口腔咀嚼食物的过程代替原先胃内机械消化食物的过程,以减轻胃肠道的负担;倾倒综合征是胃癌术后常见的并发症,若不采取有效的预防措施,则将极大影响患者的生活质量。具体预防措施包括:①干稀分食。进餐时只食用较干食物,在进餐前30分钟、餐后45分钟饮水或液体食物,以减缓食物进入小肠的速度,也可促进食物的消化、吸收。②避免一次性摄入大量甜食。③注意体位。围手术期进餐宜采取半卧位;餐后平卧20~30分钟。多食用新鲜的蔬菜和水果,少食用脂肪类食物,少食用或不食用腌制品。在选穴按摩方面,以下肢足阳明胃经和足太阴脾经的穴位为主。

手术是肿瘤治疗的重要手段之一,但也是一个创伤的过程,会给患者带来生理与心理上的负担,因此围手术期的调摄与自我保健就显得非常重要。尽量为患者营造一个温馨、宁静的环境,使其调畅情志;同时,患者应保持合理的饮食,以尽快恢复生理功能,并减少并发症的发生,争取早日康复。

【参考文献】

[1] 梁榕,王晓荣,玉琴. 术前心理干预对老年肺癌术后的影响. 护士进修杂志,2007,22(13):1219-1220.

[2] 郭勇. 中医肿瘤"四阶段"概念探讨. 中华中医药学刊,2009,27(2):247-248.

[3] 郭争鸣. 推拿按摩的心理与精神作用研究评述. 中医药导报,2010,16(8):115-117.

第 2 节　化疗期间肿瘤患者的调摄与自我保健

近年来,恶性肿瘤的发病率和死亡率逐年升高。而化学治疗是治疗肿瘤的主要手段之一,但有些肿瘤患者"闻之色变"。化疗最常见的毒副作用是胃肠道反应,使患者出现恶心、呕吐、味觉改变甚至习惯性厌食,从而导致营养物质的摄取和吸收减少。同时,化疗可导致患者骨髓抑制、免疫损伤,从而进一步加剧营养消耗。营养不良的肿瘤患者常常不能耐受化疗;另外,有些化疗药物可以引起脱发,如蒽环类,这会使女性患者承受巨大的精神压力;而卡培他滨等 5-氟尿嘧啶制剂可引起手足综合征,给患者带来躯体和心理上的痛苦。这些化疗药物不仅使患者的生活质量下降,而且可能导致治疗不能顺利进行。因此,化疗期间,在对患者进行药物治疗的同时,通过饮食、运动等调摄来减轻化疗的毒副作用;同时,通过情志梳理来减轻或缓解患者及其家属的心理负担甚至恐惧。而要实现上述目标,需要患者做好自我保健,医患共同协作,并进行整体调摄。

一、饮食调摄

根据郭勇教授的肿瘤"四阶段"理论,我们观察到化疗患者大致分布在两个阶段,即辅助化疗阶段和姑息治疗阶段。对于辅助化疗的患者,在进行手术、麻醉等创伤操作后,大多会出现气滞气虚的证候特点;而进行姑息性化疗的患者一般病情复杂,身体基础条件较差,中医证候更为复杂,往往虚实夹杂。临床实践及多项研究证明,化疗药物会导致或明显加重患者脾气不足,在很大程度上改变机体的营养状态。这种影响可以是直接的,即通过干扰机体细胞代谢、DNA 合成和细胞复制来实现;也可以是间接的,即通过消化道黏膜损伤、炎症溃疡、恶心呕吐等来减少营养物质的摄取和吸收。因此,化疗期间,在进行中西医对症支持治疗的同时,令患者及其家属困惑的就是饮食。如果患者长时间摄入太少或饮食质量太差,就会影响化疗的顺利完成和化疗后的全面康复。患者只有摄入足够的营养,才能保证机体的基本生理需要,才能承受化疗的毒副作用及精神压力。

原则上,患者在化疗期间的饮食应以流质或半流质为主,为顾护"胃气",摄入易消化、吸收的食物。但恶性肿瘤是一种高度消耗性疾病,化疗期间更易消耗营养,且会阻碍营养的摄取,故患者要力争达到高热量、高蛋白、高维生素、多饮水的膳食状态。摄入高热量食物可保证机体的基本生理需要,维持体重;摄入高蛋白食物,可保证机体遭受化疗损伤后的修复需要,而鱼类、禽类、肉类、鸡蛋、牛奶、奶制品、豆制品、坚果类等可提供丰富的蛋白质,其中鱼类富含易消化、吸收的优质蛋白。米饭、面条等谷物可提供易消化、吸收的碳水化合物。新鲜水果、蔬菜可提供丰富的维生素、矿物质及纤维素。当然,患者要注意营养搭配均衡,如粗粮、细粮的搭配;副食品种类要多样化,荤素搭配合理;干稀饮食搭配合理;饮食要顺应四季变化,食用应季蔬果等。

在临床上,很多患者及其家属常会咨询忌口的问题。化疗期间,患者胃肠道功能比较脆弱,故在摄入营养的同时,还要注意饮食,如选择易消化、吸收的食物及低盐饮食,忌食用腌制、霉制品;热性体质患者少食用热性食物,如羊肉、狗肉、蒜、姜等;消化道肿瘤患者少食用红烧的大鱼大肉。值得注意的是,患者切勿盲目忌口,以免食谱太窄,如以输液代替进食,将食物价格与营养画等号,只喝汤不吃肉,只吃肉类而不吃蔬菜,过分强调饮食清淡等,这都是不科学的。如果患者恶心、呕吐较严重,则应适当调整饮食结构和方式,如少食多餐,食五六分饱,避免食用甜食、油炸或过于油腻的食物;食物温度适当,避免过烫或过凉,细嚼慢咽,以便食物消化、吸收。此外,在适当时候还可以加一些开胃的食物,如米仁、山楂、扁豆、山药等。如果化疗导致骨髓抑制,那么血象下降明显的患者可以在原来饮食的基础上适当增加高蛋白食物的摄入量,如瘦肉、猪蹄、海参、鱼、动物肝脏、牛奶、大豆、红枣、花生、核桃等。

二、情志调摄

据统计,90%以上的恶性肿瘤患者存在不同程度的心理病变,如焦虑、抑郁、恐惧等,认为患恶性肿瘤就等于"被判死刑",对治疗缺乏信心,对生活失去兴趣,这种不良情绪会导致消化功能减弱,直接影响食物的消化和吸收,造成机体营养不良,甚至导致神经、内分泌和免疫功能发生一系列变化,严重影响患者的生活质量,尤其是乳腺癌患者。相关研究表明,情志既是乳腺癌的病因又是病理产物,它是影响乳腺癌患者预后的重要影响因素之一。由此可知,恶性肿瘤也是一种身心疾病,故除了改善躯体症状外,我们更要重视心理的调摄和康复。

1. 患者自身的心理调摄和自我保健

一旦被确诊为恶性肿瘤,患者往往不能接受现状,再加上化疗等治疗带来的躯体和精神上的痛苦,他们往往会对自身、对化疗、对社会失去信心,进而产生自卑情绪,不愿见亲朋好友,逃避各种社会关系,但内心又迫切渴望回归正常的生活状态,种种矛盾心理的折磨往往易导致患者情绪敏感,排斥化疗,甚至出现一些异常行为。患者应适当学习有关肿瘤及化疗等的相关知识,正确认识并慢慢接受现实,接受"患者"这个角色的转换,积极配合化疗。鼓励患者向亲朋好友、医护人员、病友诉说感受,通过诉说或痛哭等方式尽情将情绪宣泄出来,树立积极向上的态度,培养自身的兴趣爱好,如绘画、音乐、插花等,转移注意力,同时规划新的合理的生活。

2. 家庭及朋友的支持、社会的支持

家庭成员、朋友,包括医护人员要充分理解患者的痛苦,尊重患者的想法,应该倾听、理解、陪伴患者,而不是劝阻患者宣泄情绪,应鼓励患者,增加他们对生活的希望。除了言语沟通外,还要适当增加肢体的接触,如轻抚患者,或者简单的一个拥抱,或者给予局部轻柔按摩,以增进与患者的关系,取得患者的信任,同时也是给予患者安全感,使患者认识到不是一个人在战斗。另外,社会群体的支持和关爱也是非常重要的。要使患者觉得自己仍是一个对他人有用的社会人。部分无明显化疗毒副作用的患者,或口服化疗不需要住院、无明显躯体症状、功能状态评分较好的患者,可以从事一些轻松、适当的工作或劳动,以保持正常的社会活动,体现个人价值及社会价值。

3. 心理咨询

设立专业的医护人员,仔细评估患者的性别、心理状态、文化程度、生活习惯、人际关系、兴趣爱好、家庭情况、经济状况、患者对肿瘤和化疗知识的掌握程度、需要解决的具体问题等,根据不同患者的不同情况给予合理的心理疏导和情绪管理,必要时进行药物干预。多项研究表明,合理的心理疏导、心理干预可以明显改善患者的生活质量,使化疗顺利完成。目前,随着对肿瘤患者心理健康的重视,综合性医院开始配备肿瘤患者的心理咨询部门。但大部分患者认为进行心理咨询即表示自己精神有问题,故一般十分排斥去心理科就诊。因此,我们应做好心理咨询宣教,正确认识心理咨询在肿瘤患者化疗甚至整个疾病管理过程中的重要作用,这也是贯穿肿瘤治疗全过程的重要治疗手段之一。

三、环境与运动

化疗期间患者脾胃受损,津伤气耗,往往伴随着体力下降、乏力,导致在床时间大大增加,即中医讲"久卧伤气",又会加重脾虚、气虚,这些症状又会使患者对化疗产生恐惧,失去治疗的信心,甚至影响治疗的顺利进行,如此就会导致恶性循环,影响患者的生活质量。患者应生活有节,劳逸适度,控制在床时间,在条件允许的情况下,在舒适的自然环境中适度进行一些有氧运动,如散步、静坐等;患者应力所能及参加一些群体活动和锻炼,如打太极拳、绘画、下棋等,以便陶冶情操,疏通经络,调畅气机。相关研究表明,打太极拳可以从心理和生理两个方面发挥康复作用,有助于消除患者的悲观情绪,减轻心理恐惧压力,增强与人交往的能力,改善心血管及微循环,提高呼吸控制能力及消化吸收能力。家庭要为患者提供一个轻松、愉快的环境,鼓励其树立乐观、向上的生活态度。

第3节 放疗期间肿瘤患者的调摄与自我保健

放疗是治疗恶性肿瘤的重要手段之一。肿瘤患者在放疗期间接受大剂量的射线照射,会导致机体分解代谢增加,机体需要更多的热量和营养,而放疗期间的不良反应又会导致食物摄入减少。有些患者因放疗不良反应造成饮食障碍,使体质进一步下降,无法耐受放疗,最终导致治疗失败。有些患者在放疗后出现长期的毒副作用,需要给予积极的康复治疗。因此,放疗期间患者的调摄和自我保健对保证放疗的顺利进行及减轻长期的毒副作用具有重要意义。

一、放疗期间的饮食调理

良好的营养状况是获得较好治疗效果的基础。因此,为保证放疗的顺利进行,必须重视饮食的调理。不同的肿瘤其放疗的部位也不同,患者出现的副作用也有差异。对头颈部肿瘤进行放疗,多导致口腔、鼻咽和食管损伤;对食管癌、胃癌、肺癌、乳腺癌进行放疗,可出现较重的上消化道反应;对泌尿生殖系肿瘤和直肠癌进行放疗,可引起泌尿道和下消化道损伤。因此,选择有针对性的饮食可以减轻放疗毒副作用,即人们所谓的食疗。

中医认为,放疗的副作用属于热毒,患者在放疗期间往往出现口干、咽痛、恶心厌食、鼻咽干燥、尿黄尿少等热的症状。因此,患者应不食或少食热性食物,如狗肉、羊肉以及辣椒、花椒、胡椒、芥末、八角、桂皮等,不宜食用腌制、熏制、烧焦、发霉的食物;宜食用新鲜的食物,并且食物应多样化,注意营养均衡。日常可多摄入滋阴清火类食物;同时,患者应采用少量多餐制,以增加营养的摄取。此外,患者宜在营养师、医生、护士的指导下,酌情使用膳食补充剂。患者应走出饮食误区,不能只喝汤不吃渣,这是因为营养大多在渣里,汤的营养只有原料的5％～10％;不能只吃肉不吃蔬菜、鸡蛋;不能只吃菜不吃饭;不能只吃水果不吃蔬菜;不能以输液代替进食。另外,食物的价格与营养价值无关。肿瘤患者应以日常饮食为主,不能盲目相信和依赖各种保健品。

1. 放疗前一周的营养准备

患者在放疗前一周应多进食瘦肉、鸡、鸭、蛋、奶、水产品(鱼)、大豆制品、米、面、杂粮以及新鲜的蔬菜和水果等高蛋白(增加 50％)、高热量(增加 20％,肥胖者不增加)、高维生素的食物,确保机体做好营养储备。饮食应选择滋阴生津、清热凉血之品,如鳖肉、墨鱼肉、鹅肉、鸽子肉、带鱼、泥鳅、牡蛎、鸭肉、菠菜、白菜、豆芽、芹菜、竹笋、黄瓜、苦瓜、茄子、冬瓜、紫菜、梨、西瓜、赤小豆、丝瓜、木耳等。

2. 放疗期间的饮食

颅脑肿瘤患者在放疗时除给予上述一般饮食之外,还可多服用滋阴健脑、益智安神之品,如核桃、栗子、花生、绿茶、桑椹、黑芝麻、石榴、杞果、人参果、红枣、海带、猪脑等。

头面部、颈部肿瘤患者在放疗时应服用滋阴生津、清热降火之品,如梨、橘子、苹果、西瓜、菱角、莲藕、柠檬、苦瓜、蜂蜜、绿茶、茭白、白菜、鲫鱼、海蜇等。如出现口腔及咽部的不良反应,则可选择清热解毒、清咽利喉的食物,如西瓜汁、梨汁、甘蔗汁、绿豆汤等。主食以半流质或软烂食物为佳,且在进食前后注意口腔清洁与护理。

胸部肿瘤患者在放疗时多服用滋阴润肺、止咳化痰之品,如冬瓜、西瓜、丝瓜、白梨、莲藕、慈姑、山药、胡萝卜、黄鳝、枇杷、杏仁等。如出现咳嗽,则可选用萝卜、梨、芋头、生姜、竹笋等有止咳化痰作用的食物。

腹部肿瘤患者在放疗时多服用健脾和胃、养血补气之品,如橘子、香橼、杨梅、山楂、小米粥、鹅血、薏苡仁、鲜姜等。便秘者可食用香蕉、蜂蜜、猕猴桃、梨等。有消化道反应的患者应选择易消化吸收、新鲜味美、健脾开胃、助消化的食物。

盆腔脏器肿瘤患者在放疗时常出现直肠黏膜反应,如腹痛、腹泻、大便带血等,可选择一些具有止泻、止血作用的食物,如薏苡仁、柿、茄子、马齿苋、槐花等。对于放疗后出现的泌尿系反应,如尿频、尿急、尿痛、血尿等,可食用具有清热利尿作用的食物,如绿豆、西瓜、冬瓜、苦瓜、黄瓜、薏苡仁等。患者日常可食用山药粥、莲藕粥、葛根粉粥等食物,以健脾益气,预防腹泻。

3. 放疗后的饮食

放疗后,患者临床上常见热盛伤阴和湿热并重两种情形。热盛伤阴的患者常感口干舌燥、咽痛、吞咽困难,饮食上宜多食清凉滋阴、甘寒生津的食物,如鸭梨、荸荠、鲜藕、西瓜、绿豆、甘蔗、百合、冬瓜等,忌食辛辣香燥等刺激性食物。湿热并重的患者常感口干不喜饮水、食欲不振、胸满腹胀、舌苔黄腻等,饮食上宜多食清热利湿、健脾理气的食物,如芦笋、蘑菇、香蕉、山楂、丝瓜、莲藕、扁豆等。另外,宜选择高蛋白、高热量的饮食,以补充因治疗而损耗的热量。此外,患者应多选择瘦肉、鸡肉、鱼肉、鸡蛋、豆腐等富含优质蛋白的食物,少量多餐。出院后的营养支持时间应以身体恢复正常为度,不宜长期摄入过多营养,以免引起新的健康问题。

4. 放疗期间推荐的食疗配方

(1)银耳粥　原料:银耳 10g,大米 100g。做法:银耳泡软洗净,待粥半熟时加入,粥熟即可。该粥润肺生津、滋阴养胃,治体虚、阴虚咳嗽等症。

(2)沙梨百合汤　原料:沙参 20g,雪花梨 50g,百合 30g。做法:将沙参及百合用水泡软,同煮 30 分钟后取汁;把梨放入汁中,煮沸后再煮 10 分钟即可。该汤可滋阴润肺,治肺燥咳嗽、痰少质黏或痰中带血、口干舌燥等症,尤其适合进行放疗的肺癌患者食用。

(3)枣糯山药粥　原料:糯米 200g,大枣 10 枚,鲜山药 100g。做法:将糯米、大枣、山药洗净,同时置锅并加适量水煮成粥,调味即可食之。该粥具有健脾和胃、补虚之功效,可治脾胃虚弱、气短乏力、腰腹坠胀、纳差和腹泻等症。

(4)银花皮蛋粥　原料:银花 6g,皮蛋 1 个,大米 150g。做法:银花水煎取汁,与大米煮至九成熟时加入皮蛋丁,煮至熟透,调味食之。该粥具清热除烦之功效。

(5)海芋大枣汤　原料:海芋鲜品 30g(干品 10g),去核大枣 30g,玄参 15g,大米 50g。做法:海芋切片与大米同炒至米黄色,去大米,加入大枣、玄参,用纱布包好,加水约 500ml,同煮 3 小时,去玄参,调味即成。每 150ml 分一两次服,也可作为早餐粥服用。该汤适合头颈部肿瘤放疗后致咽喉肿痛者食用。

二、放疗期间的保健

1. 放疗时皮肤的护理保健

一般而言,在开始放疗后的 1～4 周会出现皮肤反应,一直持续至治疗后 2～4 周。放疗后皮肤护理的主要目标是保持皮肤清洁、舒适,减轻因皮肤反应造成的疼痛,预防感染发生及促进伤口愈合。皮肤的一般护理:避免在局部涂抹化妆品,修剪指甲,避免抓破皮肤,照射部位避免过度日晒,避免衣物压迫、束缚或衣服材质过于粗糙而摩擦皮肤,最好穿舒适、柔软的棉织品,不穿高领衫,以防硬物摩擦刺激创面。头颈部肿瘤男性患者最好使用电动剃须刀。大肠、直肠肿瘤患者可使用温水坐浴,以减轻肛门及会阴部肿胀症状。

放疗期间患者可以合理使用一些药物,以预防及治疗皮肤损伤。三乙醇胺乳膏是目前常用于放射性皮肤损伤的敷涂药膏。临床研究报道,三乙醇胺乳膏能够有效促进皮肤创伤愈合,减轻放射性皮炎症状,预防及治疗放射性皮肤损伤,从而保证放疗的顺利进行。

2. 鼻咽癌放疗期间的自我保健

口腔自我护理保健:在进行放疗时,由于腮腺、唾液腺均在照射范围内,因此放疗后腮腺及唾液腺的功能会受到抑制。口腔内的腺体分泌减少,口腔的自我清洁作用减弱,常出现口干、咽部干痛、口腔溃疡等症状。为减轻这些症状,患者可常备一瓶水,经常湿润口腔,且每天饮水量在 2500ml 以上;患者可将金银花、菊花、胖大海泡水饮用,保持口腔黏膜湿润。此外,为了保持口腔清洁,患者可自配淡盐水漱口,每天 4～5 次。使用康复新液含漱可预防及治疗口腔黏膜损伤。

鼻咽部黏膜自我护理保健:鼻咽部黏膜在受照射后充血肿胀,会出现与口腔黏膜相似的鼻腔黏膜反应,患者常有鼻黏膜干燥、鼻塞、鼻腔分泌物增多及黏稠,严重时可影响休息与睡眠。因此,当天气干燥时,在室内放置一盆水,使室内维持一定的湿度,从而保护鼻腔黏膜。患者可正确掌握简易鼻咽冲洗器的冲洗方法,以便自行清洁鼻咽部。

颞颌关节护理保健:放疗会导致头颈部的颞颌关节发生功能障碍,有时患者会出现张口困难,而颈部皮肤纤维化会造成颈部活动受限。为了预防这些并发症,放疗期间患者应根据身体情况进行一些适当的活动,如深呼吸、室外散步、颈前后左右手缓慢旋转运动、张口练习运动(如口含小圆形的塑料瓶或光滑的小圆木)等,并按摩颞颌关节,从而提高生活质量。

3. 食管癌放疗期间的自我保健

放疗期间应渐进给予食管癌患者流质、半流质或易吞咽的饮食,鼓励患者多进食高蛋白、高维生素、低脂肪、易消化的食物。患者在进食时应细嚼慢咽,以免块状物卡在食管狭窄处,以及减少食物对黏膜的化学性刺激及物理性损伤;忌烟酒,忌酸食、过咸、辛辣刺激性食物,忌粗纤维、硬、煎、炸食物;防止骨头、鱼刺等损伤食管黏膜。不食用糯米团等黏性食物,以免黏滞在食管表面导致梗阻。患者在进餐后不宜平卧,以免造成食物及消化液反流,加重食管黏膜炎症。食物温度在40℃左右,温度过高会烫伤食管黏膜,或导致放疗后初愈的黏膜再次受损。每次进餐前后饮少量温开水冲洗食管,减少食管表面食物残留,保持食管清洁,减轻黏膜充血、水肿和食管炎等症状。放疗期间口服康复新液可预防和减少放射性食管炎的发生。如进食时出现胸骨后疼痛,则患者每日在进食前半小时可以口服生理盐水(500ml)加利多卡因(10ml)、地塞米松(10mg)的混合液,每次20ml,每日3次,以减轻食管黏膜充血、水肿,缓解疼痛症状。

4. 胸部放疗的自我保健

放疗期间患者要戒烟,这是因为吸烟会影响呼吸道黏膜纤毛运动,使净化空气能力下降和气道阻力增加,易导致肺部感染。注意保暖,预防感冒,室内温、湿度要适宜。保持病室内空气新鲜,经常开窗通风,以免产生刺激性气味气体。适当活动,避免劳累。进食营养丰富、易消化的高蛋白食物,多食用蔬菜、水果,多饮水,每天饮水量在2000ml以上。为改善放疗疲乏综合征,要求每晚睡前用温水泡脚,按摩足底穴位,以促进血液循环。指导患者进行呼吸功能锻炼,呼吸运动每日早晚2次。具体操作如下:首先放松身体各部位,舌尖顶上腭,甩手运动100次;用鼻吸气,口呼气,按快吸慢呼的节律进行20次深呼吸;双手握拳、松拳向外打100次;最后在胸前与背部用双手各拍打1分钟,这样有利于痰液的排出。放疗结束后,如出现咳嗽、气急,则应及时复查肺部CT。注意:放疗结束半年内一定要预防感冒,防止肺部发生感染。

5. 腹部放疗期间的自我保健

患者要养成每天定时排便的习惯。每次放疗前,嘱患者排空大便,保持直肠空虚,并保持肛周卫生,这样有利于减少直肠的受照射量,从而达到预防放射性直肠炎的目的。每日放疗结束后,患者在走廊上步行30分钟,步行时自己按顺时针方向按摩腹部,以促进肠道蠕动,有效缓解肠道痉挛。卧床休息时进行腹式呼吸训练,每次10~20分钟,每日2次。按摩足三里,每次10~20分钟,每日2次,以促进胃肠道蠕动。保持肛周皮肤清洁、干爽,穿宽松、纯棉、透气良好的内裤,以减少肛周皮肤摩擦。大便次数增多对肛周皮肤刺激性增加,患者每次排便后要用清水冲洗肛周及外阴,禁用碱性清洁剂,并在冲洗后选用柔软、吸水性强的毛巾轻轻拭干肛周,给予涂油保护。出现痔疮脱出、肛裂、肛周疼痛的患者,每天用温水或1∶5000 高锰酸钾溶液坐浴 2～3 次,以促进局部血液循环,减轻疼痛。

总之,放疗期间会出现诸多副作用,患者要保持心情开朗,树立战胜疾病的信心,并遵从医生、护士的健康宣教指导,做好饮食调养及自我保健工作,进而预防及减轻放疗的副作用,达到活得好、活得长的目的。

【参考文献】

［1］肖本香. 放疗患者的饮食原则. 中外健康文摘,2012,9(34):368-369.

［2］邱桂玲,常青. 恶性肿瘤患者放疗期间的饮食指导. 中国保健营养,2016,26(4):310-311.

［3］邢爱民,赵静,刘英杰. 湿润烧伤膏防治鼻咽癌放疗皮肤损伤的效果观察. 医学信息,2011,2(9):5752-5753.

［4］王永斌,罗惠煌. 三乙醇胺乳膏预防鼻咽癌放射性皮肤损伤的效果观察. 临床合理用药杂志,2015,8(3):78-79.

［5］赵凯凯,张卓,邹丽娟. 三乙醇胺乳膏对乳腺癌术后胸壁损伤防治作用的临床观察. 肿瘤研究与临床,2014,26(4):220-222.

［6］黄雪杏. 鼻咽癌放疗期间的护理. 中外健康文摘,2012,9(1):369-370.

［7］蒋芳. 放射性食管炎的护理现状. 中华现代护理杂志,2012,18(33):4087-4088.

［8］王青芳. 放射性肺炎的临床观察与护理进展. 中国医药指南,2012,10(31):72-74.

第 4 节　随访观察期肿瘤患者的调摄与自我保健

肿瘤患者的病程可以分为围手术期、辅助治疗期、随访观察期和姑息治疗期四个阶段。随访观察期,简称"随访期",指恶性肿瘤患者经历手术、放化疗等综合抗肿瘤治疗后的观察期。在这一时期,患者需要定期复查,指南上并无实质性治疗的推荐,但在此治疗盲区有高达 50%～70% 的复发率,且多数患者在该期仍然存在不适症状,如失眠、乏力等。

随着社会的不断发展,人们对疾病状况和健康的认识也有了新的变化。临床诊治的目的不仅仅满足于挽救生命,还包括追求更高的生活质量,而生活质量综合体现在生理、心理、社会功能等方面。随着治疗技术的持续进步,目前多数肿瘤患者有较长的生存期,多数经历围手术期、辅助治疗期之后的随访期患者可以恢复以前的工作和生活。而在该阶段,正确的调摄及自我保健是非常重要的。

一、随访观察期患者的特点

1."虚"

对于大多数肿瘤患者,通常会给予手术、化疗、放疗等综合抗肿瘤治疗,这些治疗手段及药物的毒副作用持续时间长、范围广,会给患者带来诸如食欲下降、恶心呕吐、腹胀、腹泻、便秘、乏力等不良反应;导致骨髓抑制,表现为白细胞减少、贫血;甚至导致肝肾功能损伤,出现气血阴阳亏虚,表现为脏腑功能低下,机体免疫功能下降。

2. 存在不同程度的心理问题

恶性肿瘤的治疗可能给患者身体带来各种并发症和后遗症,如脱发、乳房缺如、人工肛门造瘘口、听力下降等;同时,由于患病不能胜任以往的工作,都会使患者出现焦虑、自卑、抑郁等情绪。另外,目前随访观察期没有实质的治疗推荐,患者在这个阶段需要定期复查,而担心肿瘤复发与转移,也会给他们的心理带来极大的负担。

3. 对疾病相关信息的需求量增加

随访观察期患者往往已经经历了一个较长的治疗期,开始进入治疗后的康复期,这个阶段的患者在经历最初的抗拒、恐惧、悲观等心理变化后,开始逐渐面对现实,对疾病相关信息的需求量增加,以便了解更多肿瘤治疗、康复等知识。

二、随访观察期患者如何自我调摄

1. 随访观察期的心理调整

心理特点研究显示,肿瘤患者正向心理过少而负向心理过多,对治疗悲观失望,对未来充满恐惧,常表现为孤独、自卑、自暴自弃等。其产生的原因包括:
①缺乏相关知识,认为癌症是不治之症,存活时间短;②前期综合抗肿瘤治疗在杀灭肿瘤细胞的同时不可避免对正常组织造成一定的损伤,引起一些病理上的改变,给患者带来精神和躯体上的痛苦;③疾病使患者不能参加正常的工作和社交活动,导致人际关系紧张;④恶性肿瘤的治疗是一个漫长的过程,患者对疾病存在慢性应激反应,易引发情绪障碍;⑤目前随访观察期以定期复查为主,没有

实质性的治疗推荐,患者常有疾病随时可能复发或转移的担忧;⑥恶性肿瘤的医疗费用高昂,给家庭带来沉重的经济负担,易引起患者焦虑、自责的情绪。

为了更好地缓解心理压力,减轻心理障碍,首先肿瘤患者需要有自我关怀的意识,即通过一系列的行为来稳定和改善自己及受影响人群(如至亲)的健康状态。患者可以进行自我心理疏导,如尝试从改变起居环境、生活习惯开始。一方面,患者可以根据自己的爱好改变自己的居住环境,如养花、更换窗帘的颜色、整理并重新调整家具的位置,为自己创建一个清洁、舒适、安静、安全的有文化气息的家居环境。多数患者在经历抗肿瘤治疗后仍可以恢复相应的工作及人际交往,建立健康的生活方式,多听音乐。听音乐是缓解肿瘤患者心理压力一种不可缺少的有效手段,音乐美感的体验可以提高神经细胞的兴奋性,改变情绪状态,唤起积极、健康的情绪,促进机体分泌有益健康的物质,增强抗病能力。另外,患者在经历了较长的综合抗肿瘤治疗后进入随访观察期,家属与患者的接触时间长,而家属的心理支持和日常照顾在患者随访观察期的康复中起着至关重要的作用。患者家属需要关心、照顾患者,家庭成员应多与患者沟通、交流,为患者提供情感支持和物质支持。家庭支持在恶性肿瘤随访观察期患者的康复中起到了非常重要的作用,其可以帮助患者养成良好的生活习惯,增强体质,培养兴趣、爱好,如唱歌、打太极拳、下棋、听音乐等,分散对疾病的注意力,并减少不良刺激;帮助患者保持乐观、积极的心态,家庭成员尽力营造和谐、融洽的家庭氛围,促使患者尽早融入家庭和社会,回归正常生活。

2. 运动锻炼

肿瘤患者随访观察期的运动锻炼包括术后功能锻炼以及适度的体力活动。适度的运动可促进血液循环、改善肌肉弹性、强化淋巴系统的代谢以及促进粘连组织的松解。例如,打太极拳,研究显示,16 周初级套路的学习以及 25 周巩固练习可能对炎症标志物产生影响。适度的运动有助于减少负性情绪。同时,运动还能避免长期卧床造成肌肉萎缩、关节僵直、器官功能退化等。肿瘤患者可以进行的运动包括散步、打太极拳、做操、慢跑、骑车、爬山、游泳等。

肿瘤患者常有难以缓解的疲倦感,而通过适度的有氧运动有助于消除这种疲倦感,如快走、游泳、骑车等,但必须掌握运动量,可逐步加大强度。如果在运动时出现轻度呼吸急促,周身微微发热、出汗,运动后全身有轻松、愉快的感觉,那么表明目前的运动量是比较合适的。如果运动后出现大汗淋漓、头晕目眩、胸闷、心跳急促,以及自觉身体沉重,那么表明运动量过大了。

此外,随访观察期的运动锻炼还包括功能锻炼。不同类型的肿瘤患者前期经历的治疗不同,所带来的身体上的并发症也不同,故根据不同需要来选择不同的锻炼形式。例如,肺癌术后患者可以通过吹气球或做腹式呼吸来增强肺功能;乳腺癌术后患者需要进行上肢的功能锻炼,即用健侧手按摩患侧上肢肌肉,患侧手进行握拳、旋转腕关节、伸屈肘关节、爬墙、摸对侧耳朵等运动,以尽快恢复肢体功能,并避免发生淋巴回流障碍而出现上肢水肿;头颈部肿瘤患者经放疗后会出现不同程度的口干、牙龈萎缩、下颌关节僵硬、张口困难、颈部活动受限、鼓室粘连等并发症,长期坚持鼓水运动(每日餐后口含温水鼓腮和吸吮交替)、叩齿运动(上下牙齿相互叩击,再以舌头舔舐内外牙龈)、鼓腮运动(闭住口唇向外吹起并鼓腮)、弹舌吞咽(微微张口,舌在口腔内弹动)、张口运动(口腔大幅度张开再闭合)、颈部旋转(以顺时针或逆时针缓慢地旋转颈部)、鼓膜按摩(以双手食指扪住外耳道,做压、松运动)可有效改善上述并发症。

3. 随访观察期的营养补充

饮食是维持人体生命不可缺少的物质基础,生命全赖饮食化生气血精微物质滋养,即《素问·六节藏象论》云"五味入口,藏于肠胃,味有所藏,以养五气,气和而生,津液相成,神乃自生"。肿瘤患者在经历综合抗肿瘤治疗后,往往需要消耗大量热量,包括肿瘤疾病本身的热量消耗以及治疗过程中的热量消耗,患者易出现脾肾不足、脾胃虚弱、气阴两虚,而运用中医药理论进行调补,不仅在抗肿瘤的综合治疗中可以很好地减轻治疗的不良反应,延长肿瘤患者的生存期,而且在随访观察期能更好地指导营养补充。《黄帝内经》云"五谷为养,五果为助,五畜为益,五菜为充,气味合而服之,以补精益气",即强调合理膳食、均衡营养才能有效预防各类疾病。合理的膳食,谷肉果蔬搭配得当,营养丰富而全面,就能维持和增进健康,减少疾病,延年益寿;而饮食失当、过饱、偏嗜、无规律等易影响健康,折损寿命。因此,《黄帝内经》提出的饮食养生原则是饮食五味调和,即"饮食有节""谨和五味",尤其重在"节""和"二字,力戒饮食过量及五味偏嗜,过量的饮食可导致肠胃损伤、气血失调。此外,还有许多调和五味、五味不可偏嗜的论述均说明五味偏嗜可引起多种疾病。

另外,中医食疗通过辨证指导进食可以更好地改善患者的虚损状态,不同体质的患者需要给予不同的饮食指导,以为肿瘤的康复提供基础;中医食疗基于中医整体观以及辨证论治,注重整体性和系统性,通过改变患者的不良饮食习惯来均衡营养,可以改善患者的营养状况,提高患者的免疫力,改变患者机体的内外环境,这对在随访观察期防止肿瘤复发以及转移具有积极的作用。下面是部分常用的具有保护和调动人体抗肿瘤作用的药食两用的食材,患者在随访观察期可以适当选用。

(1)益气健脾药　常用人参、山药、茯苓、扁豆、大枣、甘草、生薏苡仁等,适用于脾胃气虚的肿瘤患者。这类患者常表现为胃纳减少或食欲减退,大便溏,食后腹胀或午后腹胀,体倦乏力,舌质淡胖或有齿印,苔薄白,脉细弱。

(2)滋阴养血药　常用当归、枸杞、龙眼肉等,适用于血虚、肾阴不足的肿瘤患者。这类患者常表现为面色萎黄,疲倦乏力,失眠多梦,口唇爪甲、色淡白,女性则表现为月经量少、颜色淡等。

(3)养阴生津药　常用玉竹、山药、枸杞、乌梅、黄精、葛根等,适用于阴虚内热、津液亏损的肿瘤患者。这类患者常表现为口干,形体消瘦,潮热盗汗,舌质红,苔少或花剥苔。

以上三类药材以补益为主,具有促进机体核酸、蛋白质、脂肪合成和代谢,延长抗体存在时间,保护骨髓功能,增加血液白细胞、血红蛋白和血小板数量,提高机体识别异己、杀灭变异功能,从而提高机体免疫力,纠正因虚证所表现的免疫功能缺陷,抑制肿瘤的生长。

(4)活血化瘀药　常用当归、桃仁、红花、山楂、玫瑰花等,主要作用于气滞血瘀的肿瘤患者。这类患者常表现为疼痛,舌质紫暗,苔薄。

(5)化痰祛湿药　常用茯苓、藿香、橘红、佛手、芡实、陈皮等,主要作用于痰湿凝聚者。这类患者常表现为腹部胀满,身体沉重,油脂分泌多,口中黏腻,舌苔厚腻。

(6)软坚散结药　常用昆布、夏枯草等,主要作用于有形之肿物。

以上三类药材以祛邪为主,其中活血化瘀药能减弱血小板的凝聚性,改善微循环,增加血管的通透性,改善肿瘤部位的缺氧状态,抑制肿瘤细胞无氧酵解,使肿瘤细胞不易在血液中停留、聚集、种植,并利于免疫淋巴细胞细胞毒到达肿瘤部位,以发挥抗肿瘤作用;此外,还能降低血液中纤维蛋白原水平,提高纤维蛋白的溶解度,降低血液黏稠度,具有一定的杀灭肿瘤细胞的作用。化痰祛湿药、软坚散结药可直接作用于有形的肿物,抑制肿瘤细胞生长。

4. 疾病相关信息的获取

随着多媒体技术的快速发展,如各种社交软件均会推送各类信息,但其中很多信息并未经过专业医护人员的审核,而随访观察期患者在获取相关疾病知识的同时也增加了接触错误信息的机会。患者及其家属可定期参加医院开展的健康知识讲座,以及通过社区派发的健康宣传手册来了解相关疾病知识。同时,患者可加强与自己主治医师的联系,以获取实用的医学信息,或通过关注公立医院官方公众号等来获取专业、可靠的医学信息。

随访观察期的肿瘤患者往往存在恐惧心理,这与患者缺乏癌症知识及对早期癌症治愈率的情况不了解有关。患者可以定期参加医护人员组织的健康教育讲座,多数大型综合医院均会定期组织肿瘤学科专家、心理治疗师、中医(药)师为患者进行健康及膳食调理宣教。此外,部分医院还建立了癌症俱乐部,鼓励患者参与其中,病友间相互沟通、交流心得易产生共鸣,从而使患者积极地参与到抗肿瘤治疗中。

【参考文献】

[1] 李介义,郭勇. 大肠癌随访期中医虚劳论治观. 光明中医,2011,264(4):679-680.

[2] 潘元青,石秀娥,姚向荣,等. 太极拳辅助康复治疗乳腺癌术后不良反应的系统评价. 兰州大学学报(医学版),2016,42(3):64-72.

[3] 郭勇. 中医肿瘤的"四阶段"概念探讨. 中华中医药学刊,2009,27(2):247-248.

[4] 于美军,周郁秋,张慧. 社区恶性肿瘤康复期患者心理健康状况的调查研究. 齐齐哈尔医学院学报,2010,31(23):3777-3778.

[5] 林郁清,周益君,史定妹. 视频宣教结合回授法在头颈部肿瘤放疗患者口腔功能锻炼中的应用. 中华护理杂志,2016,51(9):1090-1093.

第5节　终末期肿瘤患者的调摄与自我保健

终末期是肿瘤发展中一个相当特殊的阶段,该阶段疾病逐渐恶化,患者距离死亡越来越近。终末期患者对死亡的恐惧和生的渴望非常强烈,由此产生了一系列复杂的心理反应,以适应身患不治之症和死亡临近的现实。患者从进入治愈无望、逐渐衰竭的临终状态到生命活动停止,所经历的时间少则几小时,多则半年及以上。此间,患者在承受生理痛苦的同时,往往在心理上还要经历剧烈的痛苦和波动,因此需要给予他们特殊的姑息性治疗和心理关怀。

一、姑息性治疗是终末期抗肿瘤治疗的最佳方式

在现有条件下,肿瘤患者的治愈率不可能获得快速提升,姑息性治疗仍然是我国肿瘤防治领域的重要环节。在明确肿瘤诊断以后,即可开始对各种症状予以科学的评估。对于诊断时已无治愈可能的患者,采用中医药治疗、姑息性手术、放疗、化疗、生物靶向治疗、免疫治疗、介入治疗以及营养支持和心理支持等来缓解肿瘤造成的各种症状及疼痛,最大限度地延长患者的生命,减轻患者的痛苦,提高生活质量,避免消极治疗、过度治疗和迷失治疗。

肿瘤姑息性治疗在国内的现状不容乐观,这与肿瘤患者及其家属不理解肿瘤治疗的局限和姑息性治疗的目标有一定的相关性。他们认为姑息性治疗不是一种积极治疗,从而消极应对医护人员的建议和医嘱,临床常可见到患者拒绝营养治疗、吸氧等支持治疗;有些人认为,尽管癌症患者处于晚期,但仍然需要给予积极治疗,却不知无法根治的手术,如果没有出现危及生命的并发症,那么手术也是有害无益的。没有适应证的放、化疗,其产生的毒副作用只会加速患者死亡;终末期癌症患者应采取正规的医疗途径、正规的医疗方式来治疗疾病,切勿轻信广告和他人,甚至迷信于江湖游医,从而造成巨大的身心痛苦、经济损失。

终末期癌症患者的姑息性治疗是现代临床肿瘤学发展的必然趋势。目前,我国癌症患者对姑息性治疗的需求远未得到满足。随着老龄化人口的增加,我国的癌症发病率将持续上升,需要进行姑息性治疗的癌症患者人数也将急剧增加。世界卫生组织提出,应重点在三个领域开展姑息性治疗工作:一是发展癌症姑息性治疗专业技术队伍,二是制定姑息性治疗基本药物目录,三是加强姑息性治疗宣传教育。《NCCN 癌症姑息医疗指南》对开展癌症姑息性治疗工作具有重要的指导意义。姑息性治疗的目的和任务是帮助患者达到和维持躯体、情感、精神、职业和社会行为能力的最佳状态,使患者及其家属获得尽可能好的生存质量。

该指南将姑息性治疗分为筛查、评估、干预、再评估及死亡关怀等几个方面。

1. 筛查

所有患者在初诊时都应接受姑息性治疗需求的筛查。指南建议考虑患者下列临床状况:①未控制的症状;②中度至重度与癌症诊断和治疗相关的不适;③严重的并发症(内科、心理科);④预期寿命≤6 个月。评估依据包括多数Ⅳ期癌症、较差的体能状态(ECOG 评分≥3 分或者 KPS 评分≤50 分)、高钙血症、中枢神经系统远处转移、精神错乱、上腔静脉综合征、脊髓压迫、恶病质、恶性积液、胆红素浓度≥2.5mg/dl、肌酐浓度≥3mg/dl。由包括肿瘤学专家在内的多学科专家组进行姑息性治疗综合评估,或在常规治疗中再次给予筛查评估,持续至患者死亡。

2. 评估

根据 NCCN 针对不同肿瘤所制定的指南,主要对抗癌治疗的获益和风险进行综合评估。姑息性治疗评估主要包括以下几方面:①躯体症状,主要包括疼痛、呼吸困难、厌食/恶病质、恶心/呕吐、便秘、恶性肠梗阻、疲乏/虚弱、失眠和精神错乱/谵妄等;②社会心理和精神痛苦,按照 NCCN 的相关指南进行处理;

③个人的期望目标,主要对抗癌治疗和生存质量的期望目标;④教育和获取信息方面的需求;⑤注意文化影响因素;⑥了解、掌握尽早与姑息性治疗专业医师磋商的标准。此外,还应注意将要进行的治疗可能出现的不良反应。

3. 干预

根据患者预期寿命和状况,分三个阶段对患者进行干预,分别是预期数月以上的、预期数周以上的和预期数周至数天的。对于预期数月以上的患者,将抗肿瘤治疗与姑息性治疗相结合。此阶段姑息性治疗主要是延缓恶性肿瘤进展和缓解抗肿瘤治疗所导致的各种症状,为患者提供恰如其分的抗肿瘤治疗,进行对症支持治疗,保障患者在治疗期间的生存质量和机体状态,并调适患者病情恶化时的心理变化。对于预期数周以上的患者,抗肿瘤治疗可能不再获益,此时以姑息性治疗为主,并提供最佳的支持治疗,目的是缓解症状、减轻痛苦、改善生存质量;同时为患者家属提供关于疾病进展过程的引导,确定患者期望知道的信息及与家属分享的信息。对于预期数周至数天的患者,确定对相对更重要的生存质量进行评估,提供临终关怀治疗及善终服务,以及妥善安排患者生活、未完成的工作、个人事宜等。

4. 再评估

该指南的结果评价是困难的,不如 NCCN 其他特殊疾病指南是十分明确的。令人满意的姑息性治疗应做到以下几点:①患者的急性疼痛和症状得到控制;②减少患者和家庭的痛苦;③可接受的控制感;④减轻照护者的负担;⑤密切联系;⑥最佳生存质量。

5. 死亡关怀

该指南在 NCCN 所有指南中第一次提出将死亡作为预期结果,并将患者死亡后对家庭的照顾作为持续肿瘤治疗的基本内容。基于专家共识,该指南提出,善终(peaceful death)意味着患者、家属和关怀者从痛苦中得到解脱,内心平静。与家人在一起,符合患者及其家属的愿望,并与临床、文化和伦理标准是相一致的。

6. 死亡后干预

死亡后干预主要包括两个方面的内容:①死亡告知、遗体处理,及通知社区、保险公司等;②提供孤独帮助(由有经验的医疗团队和精神卫生专业人员实施),帮助家属接受癌症风险评估,并提出降低风险的合理建议。

二、姑息性抗肿瘤治疗的适应证

1. 姑息性手术

对于终末期癌症患者,尚无法进行根治性手术。姑息性手术适用于减轻患者痛苦,延长患者生存时间。姑息性手术主要用于以下几个方面:①肠梗阻。大多数肠梗阻的结肠癌和卵巢癌患者需要手术去除肠梗阻,尽可能切除原发肿瘤并妥善处理吻合口。②上消化道梗阻。晚期食管癌患者无法进食,可以行胃造瘘术或空肠造瘘术来解决患者的进食问题。③瘘管。盆腔肿瘤或者放疗的并发症可造成瘘管,表现为多种不适症状。手术可以提供良好的姑息性治疗,但是可能对多发瘘管或者腹腔病灶进展迅速、预期生存期短的患者无效。④黄疸。对于周围肿大淋巴结压迫胆道系统或者内在病变如胆管癌导致的阻塞性黄疸,影像或内镜介导的支架治疗通常可以获得较好的姑息性治疗效果,而阻塞性黄疸的手术治疗(如胆总管小肠吻合术)可以避免支架引起相关的并发症,适合少数一般状况良好、肿瘤生长缓慢的患者。⑤疼痛。对于病灶较大、生长缓慢的肿瘤,行外科减瘤术能够减轻疼痛,适合预计手术后复发风险小的患者。⑥胃肠道出血。内镜止血技术的广泛应用避免了生存期有限的患者对更大手术的需要。⑦骨转移。预防性长骨固定、椎骨成形术对这类患者可能有益。

2. 姑息性化疗、靶向治疗和免疫哨卡治疗

姑息性化疗、靶向治疗和免疫哨卡治疗在很多肿瘤治疗中不断获得支持性的循证医学证据,可以明显改善患者生存质量和心境,延长其生存期。在采用姑息性化疗、靶向治疗和免疫哨卡治疗前,应根据患者全身情况、肿瘤病埋类型、化疗药物耐药情况、基因检测情况等充分评估疗效和不良反应,以便进行个体化治疗。

通常患者需要满足以下条件才能耐受以上治疗,包括:①一般情况良好,建议 KPS 评分≥70 分。②血常规。白细胞计数≥$3.0×10^9$/L,中性粒细胞绝对值≥$1.5×10^9$/L,血小板计数≥$80×10^9$/L,血红蛋白浓度>90g/L。③肝功能。血清总胆红素水平<1.5 倍正常值上限,丙氨酸转氨酶(ALT)或天冬氨酸转氨酶(AST)水平<2.5 倍正常值上限。④肾功能。肌酐水平<1.5 倍正常值上限,血尿素氮(BUN)水平<1.5 倍正常值上限。⑤凝血参数。活化部分凝血活酶时间(APTT)正常值上限延长不超过 10s,凝血酶原时间(PT)正常值上限延长不超过 3s。⑥无严重并发症,如活动性消化道出血、消化道穿孔、黄疸、胃肠道梗

阻、非癌性发热＞38℃。

当患者出现以下情况时,应谨慎使用或不使用化疗、靶向治疗和免疫哨卡治疗:①年老体弱或恶病质者;②以往多程放疗或化疗而长期血三系低或有出血倾向者;③有肝功能障碍、心血管功能严重不全者;④贫血、营养障碍及血浆蛋白水平低下者;⑤有骨髓转移的患者;⑥肾上腺皮质功能不全者;⑦有感染、发热及其他并发症的患者;⑧有心肌病变的患者,尽量不使用蒽环类、金属类抗癌药;⑨老年性慢性支气管炎患者禁用博来霉素。

3. 姑息性放疗

姑息性放疗在以下几种情况下被证实有效:①疼痛。通常放疗对骨转移、神经压迫或软组织浸润产生的疼痛有效。对于发生在承重骨或有溶骨性骨折倾向的肿瘤,需要外科介入对其进行最好的预防性固定,然后进行放疗。②出血。少量或中量咯血、血尿、呕血及直肠出血对放疗有效。③梗阻。任何空腔脏器都可能被恶性肿瘤梗阻。常见被恶性肿瘤梗阻的器官包括上腔静脉、上呼吸道和消化道,通常置入支架可立即缓解;但对于非支架治疗的患者或者肿瘤在支架上再生长的患者,姑息性放疗有一定效果。放疗常被应用于由肺癌引起的支气管梗阻的治疗中,对于由放射敏感肿瘤如小细胞肺癌等所致的上腔静脉梗阻,可选择放疗。④神经系统症状。神经系统症状包括脊髓压迫、脑转移、颅内或者外周神经压迫、恶性脑膜炎、脉络膜或者眶内转移。放疗通常能够改善神经压迫导致的疼痛,但是神经损害很少能够恢复。⑤真菌样肿瘤。局部晚期乳腺癌、皮肤癌、转移性皮肤癌或者淋巴结转移都会导致肿瘤真菌样生长。放疗能够消除肿块,减少浆液性渗出或者出血。

4. 中医药

中医药在姑息性治疗癌症患者时从相对适应到绝对适应发生改变,中西医结合辨证施治可以提高抗肿瘤效果,不断扶正,适时祛邪,细水长流,延年益寿,有些患者甚至能在癌症的终末期创造生命奇迹。但是,严重肾功能不全、消化道出血、胃肠道穿孔、胃肠道梗阻患者慎用。

三、心理关怀是精神良药

对于终末期癌症患者,应重视患者及其家属一系列心理、情感、精神、社会需求等方面的问题,从生理特别是精神和心理方面给予积极、充分的治疗,以及精心的护理和安慰,从而使患者获得最佳的生存质量。了解和正确评估患者的心理反应,对姑息性治疗医师来说是必不可少的。

相对于普通人群和其他疾病人群,癌症姑息性治疗患者无论是在生理方面还是在心理方面,都有其独特之处。医护人员在进行心理评估时,需要对患者进行差异化处理,注意细节,既要照顾患者的情绪和精神状况,又能客观、准确地进行评估。

1. 癌症姑息性治疗患者的身体状况

癌症姑息性治疗患者的身体状况多数不佳,很多生理功能受限。因此,在进行观察和交谈时,需要随时注意患者的精神、身体状况。头痛、心悸、胸闷、腹胀、肢体麻痹等症状可能由精神心理因素所致,也可能由基础病变引起。因此,首先应排除生理病理因素,然后才考虑精神心理因素。若患者的生理病理症状不完全符合病变严重程度,或患者对药物的治疗反应明显低于预期,则可能是受到精神心理因素的影响。

在进行量表评估时,应尽量选择简短的量表,以便患者能在短时间内完成评估。同时,应确保临床心理评估过程高效、简洁,目标清晰、明确。

2. 癌症姑息性治疗患者的情绪变化

在不同时期,患者会出现否认(不敢正视和接纳现实,不接受临近死亡的事实)、愤怒(怨天尤人、吹毛求疵、挑剔、抱怨)、协商(千方百计想延长生命,或是希望免受死亡的痛苦与不适)、抑郁(失落、沮丧、消沉、无助、万念俱灰)和接纳(逐渐适应现实,情绪逐渐恢复正常,能以平和的心态接受死亡这个事实)等情绪变化。这些应激反应一般会持续 1～3 个月。囿于中国传统文化,患者往往对精神心理问题产生严重的"耻感",不愿提及甚至刻意回避精神心理方面的痛苦和感受。因此,NCCN 提出了"心理痛苦"(distress)这一概念,并建议使用"心理痛苦管理筛查工具"对患者进行筛查。

美国心理学家马斯洛把人的需要由高到低分为五个层次,即自我实现的需要、尊重的需要、社交的需要、安全的需要和最基本的生理需要。终末期患者也不例外,他们大致会有下述几种心理需要:维护自己尊严的需要、强烈执着与爱恋的需要、不被遗弃的需要、参与的需要。

3. 癌症姑息性治疗患者家属的情绪变化

在癌症终末期姑息性治疗阶段,不但患者可能出现情绪变化,而且患者家属和身边的人同样会像患者一样产生否认、愤怒、焦虑、抑郁等情绪变化,更多出现的是愤怒和责备。因此,患者家属在提供患者的日常生活和疾病过程的资料时,往往带有浓烈的主观因素和强烈的情绪色彩,会有意识夸大自己所关注的内容。

医护人员应甄别这些间接资料，客观分析所获得的资料，以便对患者进行全面评估。

四、终末期患者的心理治疗和护理

终末期患者往往经历着复杂的心理变化，心理痛苦程度深，情绪处于不稳定状态，恐惧、焦虑、抑郁、怨恨、惋惜、悲观和绝望等情绪可能使患者感到度日如年。因此，医护人员有必要通过有效的心理治疗手段帮助患者稳定情绪，减少或消除各种负性情绪的不良影响，缓和其内心的矛盾冲突，使患者的心理状态得到调整，从而改善患者临终阶段的生活质量，平静、坦然地度过生命最后的时光。

此外，针对晚期癌症采取的一些治疗措施，特别是化学治疗、放射治疗及介入治疗等也会产生一些不良反应，从而对患者的生理和心理产生负性影响。此时需要不断调整患者的心理状态，嘱其积极配合治疗，这样才能取得良好的治疗效果。通过放松技术等心理治疗手段来帮助患者缓解和消除治疗中的副作用是十分必要的。如果患者预先有所准备并了解相关副作用，那么他们在副作用发生时易于接受，尤其是治疗过程中可能出现的、造成严重心理后果的令人痛苦的症状，如恶心、呕吐、厌食、脱发、疲劳和虚弱等，不仅要在副作用产生前告知患者，而且当副作用出现时，应设法加以控制，以便缓解或消除患者的焦虑情绪，增强其对不良反应的耐受力。

对临终患者进行心理干预的主要目的在于提供疾病应对中的支持，改善生存质量，即提供高质量的、舒缓性的照护，帮助临终患者减轻疼痛和各种不适症状，使患者从心理和精神的不安与痛苦中解脱出来，促使其在生命的最后阶段顺利超脱。心理干预的具体目标包括：

（1）缓解或减少情绪症状，如焦虑和抑郁。

（2）支持患者将应激性情感（如愤怒、恐惧、暴怒和失望）用言语表达出来。

（3）学习应对疾病的行为技巧。

（4）学习重新过正常的生活。

（5）减少家庭或伴侣关系中的情绪应激。

（6）解除对死亡开展讨论的禁忌。

（7）学习放松技术，以减轻失眠、疼痛和恶心等躯体不适。

五、心理关怀中的沟通技巧

1．陪伴和触摸

在日常生活中,应利用身体接触向患者表达关怀和亲密的感觉,如轻抚患者的脸和手、轻拍患者的肩膀等,家人可帮助患者按摩。通常患者的皮肤较干燥,故可使用润肤露以使按摩更舒适。即使家人按摩不熟练也不要紧,因为在按摩的过程中,家人通过按摩向患者传达爱远比技巧更重要。通过按摩,患者不但感到舒服,而且也感受到了家人的关爱。临终患者在生命最后阶段难免感到孤独、不安,此时他们特别需要身边有人陪伴。在这个阶段,陪伴者即使不说话,只要静静地待在临终患者身边,也能给临终患者极大的安慰和支持。

2．倾听

消极情绪的积聚会对身体造成进一步损害,故应鼓励患者将愤怒、恐惧、悲哀、绝望等负性情绪倾诉、表达出来,因为倾诉是一种释放,可以减少或消除负性情绪。当患者诉说时,陪护者应该陪坐一旁,给患者足够的时间,使他们充分表达和倾诉内心的感受,这样他们会感到舒适;即使患者诉说的内容无意义,陪护者也要耐心、专注倾听,适时表达对其感受的认同,使其感到被关心、被理解和被支持。事实证明,患者倾诉可以帮助其消除焦虑、抑郁等负性情绪。此外,也可通过播放患者喜欢的音乐或令患者放松的音乐来缓解或消除负性情绪。

3．肯定

有些患者认为癌症是对自己的一种惩罚,会追悔往事,自责内疚,从而加重负性情绪。医护人员和患者家人应该多肯定临终患者积极的方面,对患者自认为"有愧"的方面表现出接纳的态度,使他们体会到自己既往生命的价值感和效能感,使其坦然面对现实和迎接死亡的到来。

4．告知

如果临终患者没有被告知面临死亡的实情,没有为自己的离世做好充分的准备,没有对自己生命中的种种关系做一个郑重的告别,那么他们必然会留下终身遗憾。临终患者如果发现家人试图回避他面临死亡的实情,就会认为家人无法面对这一事实,从而加重其情感负担和焦虑症状。因此,面对临终患者,医护人员和家人有责任引导他们认识死亡,坦然面对和接受死亡,使他们能够从容安排后事。在告知实情时,医护人员需要根据临终患者的心理承受能力,逐步、有所缓冲地向他们传达相关信息,同时密切注意临终患者的情绪反应并给予相应的安抚。

5. 运用身体语言

医护人员在与患者交流时要注意自己的姿态、目光、面部表情等身体语言的运用,如用恰当的声调说话,语速不紧不慢,保持善意的目光接触,面带微笑,使临终患者感受到被尊重、被关心和被接纳,这样才能让患者敞开心扉。

【参考文献】

[1] Waston M,Lucas C,Hoy A,等. 牛津临床姑息治疗手册. 任军,马力文,译. 北京:人民卫生出版社,2006.

[2] 邓燕明. 癌症姑息治疗临床实践. 广州:广东科学技术出版社,2015.

[3] 徐凯,郭勇. 恶性肿瘤中西医结合姑息治疗探讨. 浙江中西医结合杂志,2010,20(2):82-83.

[4] William CS Cho. Evidence-based Non-pharmacological Therapies for Palliative Cancer Care. Springer, 2013.

第7章 肿瘤患者膏方适用人群及注意事项

膏方，是中医师在中医整体观念、辨证论治原则的指导下，根据患者及其病情确定理、法、方、药，然后将中药饮片经过反复煎煮、去渣取汁、蒸发浓缩、添加辅料、收膏等环节而制成的半流质剂型。肿瘤患者往往长期处于慢性消耗状态，经手术、放化疗后，或久病体虚，或体质偏颇，需借药物偏性来平衡人体阴阳，而进服膏方不失为一种有效的方法。膏方缓补、长效的特点适用于肿瘤患者。膏方具有增加药物疗效、减少放化疗副作用、调节免疫、防止肿瘤复发的作用，同时还具有改善肿瘤相关性乏力和患者营养状况、缓解癌痛、调节情志与睡眠等作用。

一、膏方治疗恶性肿瘤的适应人群

并非所有肿瘤人群均适合使用膏方，中医辨证为虚证或是以虚证为主的肿瘤患者才适合使用。中医所谓的虚证，大多表现为面白唇淡、神疲体倦、心悸气短、自汗盗汗、大便溏泻、小便频数、舌嫩无苔、脉细弱无力等症状。平素出现上述症状的患者可以考虑服用膏方，但邪实症状较为明显的患者不适合服用膏方。邪实多表现为面赤、气粗、痰壅喘满、痞块症结、肿胀、腹痛、拒按、便秘溲赤、舌苔厚腻、脉实大有力等，若不慎运用大力滋补之膏方，则对病情不仅无益，反而有害。而乳腺癌、肠癌等肿瘤多由不科学、不合理的膳食引起，若再过食膏粱厚味，则会进一步增加消化道负担，故乳腺癌及肠癌患者往往不适用膏方。通过个体化的辨病、辨证，对于适宜使用膏方的患者，还应根据疾病阶段、症状体征进一步选择合适的膏方。

1. 按不同治疗方式或疾病阶段选用膏方

肿瘤手术后的患者：在手术期，麻醉、生理与心理创伤等因素可导致气机郁结，且手术创伤也会导致气血亏虚。因此，患者可服用益气养血、行气解郁类膏方，以促进体力恢复，为后续治疗奠定基础。

肿瘤放疗后的患者:射线的照射可引起全身和局部不良反应,如白细胞减少、恶心呕吐、疲劳、口腔溃疡、放射性肺炎、放射性皮炎、放射性肠炎、放射性肌肉硬化等,上述症状均由热毒伤阴所致。因此,这类患者可服用清热育(益)阴、活血通络类膏方。

肿瘤化疗后的患者:化疗是治疗恶性肿瘤的重要方法之一,但其不良反应明显,如骨髓抑制、胃肠道反应、心肝肺肾等脏器损害等,上述症状多由毒邪伤及气血、累及五脏所致。因此,这类患者应服用补益气血、健脾和胃、滋养肝肾类膏方。

肿瘤姑息晚期:肿瘤晚期患者正气虚损、正不胜邪,治疗时要注重扶助正气,祛邪外出。因此,这类患者应服用具有调理气血阴阳、疏通五脏六腑功效的膏方。

2. 按不同症状体征选用膏方

乏力:乏力多在肿瘤发生或患者在接受化疗、放疗、骨髓移植等疾病治疗后期出现。乏力的患者可选用健脾补肾类膏方。

厌食、消瘦:绝大多数中晚期肿瘤患者会发生厌食,从而导致患者营养状况下降,表现为体重下降、肌肉萎缩、脂肪消耗、代谢紊乱等。这类患者可选用保护胃气类膏方。

癌痛:对于临床上因长期使用镇痛药镇痛,产生便秘、腹胀、食欲减退等不良反应的患者,可使用化瘀行气镇痛类膏方,以增加镇痛药物的镇痛效果,并减少其用量。

失眠、抑郁:失眠症状源于原发于脑部的肿瘤、肿瘤发生和进展的心理因素、治疗引起的不良反应以及患者对治疗的期望等。这类患者可使用安神定志、化痰解郁、疏肝行气类膏方。

便秘:便秘是肿瘤患者最常见的并发症之一,特别是肠道肿瘤患者,或是手术治疗、使用镇痛药后的患者易发生。便秘会增加心脑血管疾病患者猝死的概率、导致患者肠道功能失调或紊乱及营养状况下降等不良后果。这类患者可使用膏方。预期性干预治疗具有优势,治疗重在润肠通便、调畅气机。

二、膏方治疗恶性肿瘤的注意事项

1. 坚持"辨证论治"原则,不可随意服用

膏方需遵循中医"辨证论治"原则治疗肿瘤,而非简单的药物组合。通俗地

说,就是按照不同肿瘤患者不同的病种、证型来制定合适的膏方,不可随意服用膏方,否则不但无助于病情好转,而且会加重病情。因此,患者若需要服用膏方,需咨询具有从医资格的中医师,由他们根据病情开处适宜的膏方。通常先使用开路药进行试探性调补,观察患者服药后的反应,一般以口服 1～3 周为宜,患者若无不适,则可继续服用膏方。

2. 四季皆可进补,但需遵循"四季变换"规律

膏方服用应当因人、因时、因地制宜。按照四季"春生、夏长、秋收、冬藏"的特点,冬季是封藏的季节,营养物质易被人体吸收和利用,可以更多地转化为自身物质,故以冬季服用膏方为佳。但是,肿瘤并无严格的季节好发趋势,故可视病情需要服用膏方。

3. 应动静结合,通补兼施

膏方常含有补益气血阴阳的药物,其性黏腻难化,民间常有以驴皮胶加南货(如红枣、黑枣、湘莲子、龙眼肉等)制膏进补,会出现腹胀、便溏等不良反应。因此,对于平素肠胃虚弱者,若服用膏方出现大便黏滞不爽等情况,则应适当暂缓用药;若情况不严重,则可服用化湿行气类食物,如薏仁粥、陈皮茶等。

4. 选择合适的使用时间,注意忌口

服用膏方期间忌食生冷、油腻、辛辣等刺激性食物,以免妨碍脾胃消化功能,影响膏剂的吸收;服用含人参类膏方忌服萝卜;服用含首乌膏方忌食猪血、羊血和铁剂;服用膏方不宜用茶水、牛奶送服。消化功能不佳、腹胀、舌苔厚腻患者不宜服用膏方;如患者出现感冒、发热、积滞、泄泻、消化不良等症状,则应暂停服用膏方。此外,在服用膏方时,还要注意不宜过早使用补膏,以免留邪为患;肿瘤早中期多以实证为主,应避免一味呆补,加重病情。

5. 膏方贮存事宜

一般选择陶瓷、玻璃类器皿盛放膏方,且容器要清洁、干燥,不能遗留水分。将盛有膏方的容器放置于阴凉、干燥、通风处保存,也可放入冰箱冷藏室内存储。取用膏方的汤匙应单独存放。当用汤匙取膏药时,应先将汤匙洗净消毒,并保持干燥。如果汤匙不洁或者不干燥,细菌或者水分掺入膏方,就会导致膏方发生霉变。

【参考文献】

[1] 吴健,武士锋,杨洪涛. 膏方在内科疾病治疗中的应用概况. 中华中医药杂志,2013(9):2690-2693.

［2］汪猛，秦凯健，戴功建，等.凌昌全运用膏方治疗肿瘤验案5则.江苏中医药，2016，48(8)：45-47.

［3］施怡,陈信义.陈信义应用膏方治疗恶性肿瘤临床经验.北京中医药,2014,33(1)：25-27.

［4］王仪胜,夏黎明.中医膏方治疗恶性肿瘤的特色探讨.江西中医学院学报,2010,22(5):7-9.

［5］丰育来.恶性肿瘤膏方应用与思路探讨.湖南中医杂志,2015,31(10):130-133.

［6］吴煜.膏方在恶性肿瘤治疗中的运用.抗癌之窗,2016(3):48-49.

［7］陶国水,查名宝,孔令晶,等.调治恶性肿瘤膏方的组方要点与组方原则探析.中医杂志,2014,55(8)：654-656.

第 8 章 肿瘤患者如何度过特殊的季节

目前,恶性肿瘤已成为我国城乡居民的首要死因之一,人们往往谈癌色变。但是最新观点认为,癌症只是慢性病患者以及恶性肿瘤患者在不同阶段平衡康复的理念,这种理念明显影响着人们的心理,并使癌症患者及其家属受到了极大的鼓舞,他们期望战胜癌症或与癌共存,提高生活质量。那么,在日常养生保健、适应自然环境方面,如何让他们平稳度过特殊的季节——夏季和冬季,就成为我们今天谈论的重要话题。

中医学认为,人体内部以及人体与自然界是一个阴阳平衡的整体,一旦这种平衡被打破,各种疾病就会随之而来。恶性肿瘤患者常自身正气不足、体质虚弱,加之在邪毒侵袭、环境恶化、饮食不节、劳逸情志失调等外因的影响下,打破了人体的平衡而患病。

此外,中医学认为,天人合一,人要顺应自然,身体讲究阴阳、气血平衡,春生、夏长、秋收、冬藏,有升有降,这就是平衡。人们谈论四季的养生,其实就是无论在什么时节、什么环境,都要确保身体处于一种平衡状态。肿瘤患者因心理、生理经历了疾病的发生、发展、恶化以及手术、放疗、化疗等治疗,故其正气必定弱于常人,自身的抵抗力、免疫力都较弱,故在自然界四时变化中,极热极冷的夏季、冬季就成为我们防护养生的重点。

那么,肿瘤患者如何度夏呢? 这还得从古代医籍学起。首先,我们一起来了解一下夏季养生常识。

《素问·四气调神大论》曰:"夏三月,此谓蕃秀,天地气交,万物华实,夜卧早起,无厌于日,使志无怒,使华英成秀,使气得泄,若所爱在外,此夏气之应,养长之道也。逆之则伤心,秋为痎疟,奉收者少,冬至重病。"

在夏季这 3 个月时间里,万物生长茂盛,谷物抽穗,天地呈现一派欣欣向荣的景象。天气下降,地气上升,天地之气交感,而使植物开花结果。此时人应该适应节气,做到晚睡早起,心里不要讨厌天长炎热,要保持情绪平和不躁,借助夏季这个散发生长旺盛的季节,让精神如花般绽放,使气机宣畅外达,将身体的瘀滞通过出汗散发出去。患者应常到屋外走走看看，享受大自然的阴阳气交，这是夏季之气与人体相应的规律，是人类在夏季保健养生收获的方法。如果违背了夏季的自然之道，就容易损伤身心；到了收获的秋季，供秋气收敛的精微减少，人就易发寒热往来之病；到了冬季更没什么好养藏的，就会发为内虚的重病。

在一年四季中，夏季是阳气最盛的季节，天气炎热，易使人心烦气躁。肿瘤患者受自身病情和治疗副作用的影响，情绪波动会更加强烈，故此时保持宁心静气尤为重要。《素问·脏气法时论》提到"心主夏"，夏季最脆弱的部位是心，因此夏季养生必养心。这里"心"并非完全是现代医学中"心脏"的概念，而是包括心脏在内"主神"的整个神经系统甚至精神心理范畴。因此，夏养心首先要做到让心静下来，清心寡欲，闭目养神，这些都有利于"心"的养护，即俗话所说的"心静自然凉"；而倾听悠扬的音乐、欣赏优美的图画，或钓鱼、打太极拳等缓慢运动，都有利于调节精神、保持心情舒畅。"养心"除了能顺应中医理论夏季养生理念以外，其也有非常明显的实际意义。夏季气温过高，易使人精神紧张，心理、情绪波动起伏，加之肿瘤患者本身正气弱、免疫功能低下，往往导致疾病发生，而调养身心可以防止患者心理、情绪起伏，甚至能预防疾病复发。

夏季气温高、气压低、昼长夜短，人体消耗较其他季节大，各脏器衰老也比其他季节明显，故人们在夏季要合理安排生活，从养生角度强调作息可以稍微晚睡早起，以应天地之生机，但是不可过分熬夜，以免损伤肝阴。晚上睡眠时间较短，中午气温又高，因此适当午睡也是解除疲劳、保持精力、预防复发的关键，特别是术后肿瘤患者要确保充足的睡眠。夏季天气炎热，现代人们已习惯在空调房里生活，但是对肿瘤患者而言，要注意室内温度适当，不可太低，室内外温差不要超过 5～10℃。部分接受辅助治疗的患者肠胃功能十分虚弱，在开启空调时应盖好被子，以及不能在阴凉通风处露宿，以免引发其他疾病，导致免疫力降低，引起疾病复发。

在夏季，肿瘤患者可以根据自己的体能选择散步、游泳、打太极拳和八段锦等项目进行锻炼，这有助于增强体质，提高机体抗病能力。俗话说"夏练三伏"，坚持夏季锻炼可以增强心肺功能、消化功能。但是，夏练不宜出汗太多，一般安排在天气凉爽时进行，并且要及时补充水分，宜多次少饮，同时切勿在出汗后用凉水洗澡。

一般认为多晒太阳对患者有益，但在夏季恰恰相反。为了避免气血加速、体温升高，肿瘤患者宜在树荫下纳凉，避免在高温处停留，并减少烦躁不安，保持心情愉快。另外，肿瘤患者在洗澡时，无论盆浴、淋浴，水温都不宜太高，禁止蒸桑拿、泡温泉。人体为适应炎热的气候，皮肤毛孔开泄，使汗液排出，通过出汗来调节体温。因此,炎夏多汗,患者一定要注意补水。

综上,夏季养生可总结为十二字:晚睡早起,养心调神,少晒太阳。

下面我们具体阐述肿瘤患者冬季养生的一般常识。

《素问·四气调神大论》曰:"冬三月,此谓闭藏,水冰地坼,无扰乎阳,早卧晚起,必待日光,使志若伏匿,若有私意,若有已得,去寒就温,无泄皮肤,使气亟夺,此冬气之应,养藏之道也。逆之则伤肾,春为痿厥,奉生者少。"

在冬季这 3 个月里,阳气潜伏,万物生机闭藏。当此时节,水面结冰,大地凝冻,故人们不要轻易扰动阳气,要做到早睡晚起,每天等到日光出现再起床,养藏神志,就像人们有什么隐私或获得什么宝物要藏起来一样,要躲避寒气,趋温保暖,不要使皮肤大量出汗而丧失阳气,这也是顺应冬气、养护闭藏的原则。如果违反了冬季的闭藏之机,就会损伤肾气,到了春季还可能出现四肢痿弱逆冷的病症,究其原因,也许是身体的闭藏功能在冬季未能得到应有的养护,以致供给春季焕发生机的热量减少而最终致病。

《素问·脏气法时论》提到"肾主冬",在一年四季中,冬季乃收藏之季。冬主水而通于肾气,肾主藏五脏六腑之精,冬季最脆弱的部位是肾,肾气最易耗损,故要顺应自然界阴气闭藏而注重养肾益精。《内经》提出了春生、夏长、秋收、冬藏的具体方法,人体乃小天地也,人与天时是一致的,人也应该适应这个自然规律。与其他季节相比,冬季的养生更为重要,正如《内经》所言"冬不藏精,春必病瘟"。因此,冬季养生的基本原则是"闭藏",养肾藏精乃冬季之要点。

在大地被冰雪覆盖、万物凋零、生机潜伏闭藏之季,人体的阳气也随着季节的转化而潜藏于内。肿瘤患者特别是经手术或多次放、化疗后,他们的抵抗力、免疫力均降低,既怕风怕冷又怕燥怕热,他们更应重视冬季养生,此乃"秋冬养阴,以养阴之收藏"。因此,在冬季,阴、阳二气皆应受到养藏保护,以免肿瘤转移和复发。

中医学认为,肿瘤是气血不畅,致气滞、血瘀、痰凝、湿阻等相互交结的有形肿块,其主要病因有瘀毒互结、情志因素。冬季天寒地冻、草木凋零,肿瘤患者易情绪低落,触景生情而产生悲伤的感觉,更易出现寒凝气结,导致体内气机不畅。一般稳定的精神情绪会对人体脏腑产生良好的作用,可使气血条达,脏腑功能正常运作,而情志反常、喜怒无度、思虑太多就会伤神,影响机体气血运行,从而伤及人体脏腑,导致脏腑功能失常,百病丛生。因此,在冬季,肿瘤患者必须调整心态,多晒太阳,多与朋友、家人交流,保持乐观的态度和良好的精神状态,以便有效提高自身的免疫功能和抗病能力,确保体内各组织细胞正常工作。

在冬季,肿瘤患者要多晒太阳,适度锻炼,不能透支身体的热量,这也是冬养阳气之一。俗语有"冬天动一动,少闹一场病",动要适宜。肿瘤患者可根据自己的身体状况,有选择地进行慢跑、散步、打太极拳等适合冬季锻炼的项目。锻炼要循序渐进,不宜操之过急,当身体出现某些不适或病情有反复迹象时,应及时去医院就诊。

综上,冬季养生可总结为十二字:早睡晚起,养肾藏精,多晒太阳。

最后,《内经》言共同养生:"上古之人,其知道者,法于阴阳,和于术数,食饮有节。起居有常,不妄作劳,故能形与神俱,而尽终其天年,度百岁乃去。"上古之人,懂得天地之间运行的道理,懂得阴阳本当平和,每个人的命运是有定数的,所以行事都不与天地的正常运行道理相违背,他们的饮食有节度,起居作息都遵循自然规律,这样就能使肉体与精神和谐统一,而尽终其天年。肿瘤患者如果能遵循中医养生的理论和方法,做到扶正为首、平衡和谐、调养心肾及辨证补益,就能使精足气冲神旺,精神愉悦,气血流畅,腠理致密,经脉柔和,伸屈自如,骨骼健壮,阴阳平衡,收养生保健之良效,提高生存质量而延年益寿。

【参考文献】

[1] 谢华. 黄帝内经(白话释译珍藏本). 北京:中医古籍出版社,2000.

[2] 郭勇. 恶性肿瘤及并发症中西医结合治疗. 北京:人民军医出版社,2014.

[3] 李忠. 李忠谈中医肿瘤防治养生. 北京:世界图书出版公司,2012.

[4] 胡凯文. 癌症的个体化预防与康复. 北京:人民军医出版社,2010.

[5] 郑伟达,郑东海. 癌症瘀毒论. 北京:中国中医药出版社,2014.

第9章 肿瘤患者的食疗和饮食禁忌

随着自然环境与社会环境的不断改变,以及人们生活水平的持续提高,近年来恶性肿瘤的发病率和死亡率均明显上升,而除进行常规的手术、放疗、药物治疗外,几乎所有的肿瘤患者都配以食疗。食疗是指通过进食各种食物来增强体质,以达到抵抗疾病发生发展目的的一种方法。这种方法作用缓和、无毒副作用,故被广大肿瘤患者所接受,但是很多患者对自身的体质以及进补食物的性质缺乏了解,认为"病了就是虚了,虚了就要补,补得越多就越好",往往盲目进补,结果不但不能达到预期目的,反而可能进补不当而使体质下降甚至导致疾病进展。

一、食疗的前提是均衡的营养

肿瘤患者是一类特殊的人群,他们进行食疗的前提是保证均衡的营养,故在选取食物时需要多样化,以使所含营养素种类齐全、比例适当、满足人体需要。

1. 粗粮、细粮合理搭配

粗细粮合理搭配、混合食用,不仅可提高食物的风味,有助于各种营养成分互补,而且能提高食物的营养价值和利用程度。相关研究表明,合理搭配不同种类的食物及其加工品,可以提高其生理价值。食物在经过加工后往往会损失一些营养素,特别是膳食纤维、维生素和无机盐,而这些营养素正是人体所需要或易缺乏的。例如,精白粉的膳食纤维含量只有标准粉的1/3,而维生素 B_1 的含量只有标准粉的1/50;与赤小豆相比,两者含量更低。因此,老年人在选择主食时应注意粗细搭配。由于存在个体差异,因此具体比例因人而异。多食杂粮的好处是显而易见的。例如,小米和赤小豆中的膳食纤维比精白粉高8~10倍,B族维生素则要高出几十倍,这对增强食欲,预防便秘、脚气病、结膜炎和白内障等的发生是有益的。在我国,"二米饭"(大米和小米)、"金银卷(面粉和玉米面)"都是典型的粗细搭配的食物,是符合平衡膳食要求的。但需要注意的是,胃功能不佳的患者需要控制粗粮的摄入,这是因为其中的膳食纤维会加重胃的消化负担。

2. 副食品种类要多样,荤素搭配合理

肉类、鱼、奶、蛋等食物富含优质蛋白质,各种新鲜蔬菜和水果富含多种维生素和无机盐。上述搭配烹调,能够制作出品种繁多、味美口香的菜肴,不仅富含营养,而且能增加食欲,还有利于消化吸收。动物油含饱和脂肪酸和胆固醇较多,故应与植物油搭配,且以植物油为主(植物油与动物油比例为 1:2)。动物脂肪可提供维生素 A、维生素 D 和胆固醇,后者是体内合成皮质激素、性激素以及维生素 D 的原料。据最新的研究报道,胆固醇还有抗癌作用。每天进食少量动物油是有益无害的。例如,老年人易缺钙,不妨经常将鲜鱼与豆腐一起烹调,前者含有较丰富的维生素 D,后者含有丰富的钙,将两者合用,可使钙的吸收率提高 20 多倍;鲜鱼炖豆腐,味道鲜美又不油腻,尤其适合老年人。而用黄豆烧排骨,其蛋白质的生理价值可提高两三倍。又如,人们日常生活中最常见的蔬菜与肉类的搭配,如黄瓜肉片、雪菜肉丝和土豆烧牛肉等,由肉类提供蛋白质和脂肪,由蔬菜提供维生素和无机盐,不但营养素搭配合理,而且色泽诱人,香气四溢,使人食欲顿增。

3. 要干稀饮食搭配

主食可根据具体情况采用干稀搭配,既增加饱感,又有助于消化吸收。

4. 要适应季节变化

在夏季,摄取的食物应清淡爽口,适当增加盐分和酸味食物,以提高食欲,补充因出汗而丢失的盐分。在冬季,可适当增加油脂量,以增加热量。

合理搭配饮食的方法:①根据具体情况(如性别、年龄、劳动强度)确定每日总热量及营养需要量;②根据碳水化合物(占 60%～70%)、脂肪(占 20%～25%)、蛋白质(占 10%～15%)所占一日总热量的比例,分别计算其需要量;③确定每日需要的营养素后,根据食物所含的营养素计划每日膳食;④根据经济条件及供应情况确定每日供给主食和副食的数量;⑤最后计算出全部食物的各种营养素含量,并与供给标准进行对照,若相差不超过 ±10% 幅度,即符合要求。

5. 一日三餐热量分配

一日三餐热量分配应为早餐占 30%,午餐占 40%,晚餐占 30%,以保证一天的热量平衡。

二、在均衡营养的基础上进行食疗

中医学认为,人体内部以及人体与自然界都是一个阴阳平衡的整体,而一旦这种平衡被打破,疾病就会随之而至,恶性肿瘤的发生也是如此。中医药治疗恶性肿瘤正是运用辨证施治的方法,利用中药的不同性状(四气、五味)作用于人体来调整这种不平衡的阴阳关系,以达到"阴平阳秘"的和谐状态,使恶性肿瘤失去发生和生长的平台,从而达到治疗疾病的目的。也就是说,以"和"的方法达到一种"和"的状态。同理,食疗也是针对疾病生长的"载体"而发挥作用的。

要进行正确、合理的食疗,首先需要明确患者的体质状态,针对机体的属性——"阴""阳""虚""实",有针对性地选择恰当的食物,才能起到补益的作用。

"阴""阳"是指人体的两个基本功能。"阴"是指人体具有凝聚、滋润、抑制等作用的物质和功能,"阳"是指人体具有推动、温煦、兴奋等作用的物质和功能,两者相互滋生,相互克制,对立统一。"虚"是指阴或阳不足所导致的状态,有"阴虚""阳虚"之分;"实"是指阴或阳亢进的状态,有"阴盛""阳盛"之分。而人体受到先天遗传因素或后天环境(饮食习惯、工作环境、情志变化等)的影响,体质各不相同,出现阴阳失衡的倾向也各不相同,可以有"阴虚""阳虚""阴盛""阳盛"之分,甚至可以出现"阴阳俱虚""气阴两虚"等更为复杂的表现。同时,食物的性状也不尽相同,可以分为四气五味,即"寒、热、温、凉"和"酸、苦、甘、辛、咸"。合理进行食疗的过程就是利用中医辨证的方法来评价患者自身的体质阴阳虚实倾向,然后根据不同体质选择相应的食物来补充体质的不足,以达到"和"的状态。虚的体质就要补虚,实的体质就要泻实,即中医所谓"虚则补之,实则泻之"。

中医通过观察患者舌象、脉象和大小便的情况以及相应伴随的症状来评价患者的体质。比较常见的体质有以下四种。

(1)阴虚体质　主要是由阴液不足而导致"阴"的功能下降,同时多可伴有"阳"相对偏盛的表现(阴阳对立原理,阴不足则阳偏亢)。老年恶性肿瘤患者多为这种体质。

主要表现:从舌象来看,舌体偏红偏瘦,舌苔很薄甚至无苔(正常的舌质即舌体颜色是淡红的,舌苔是薄白的,好比黑色的土壤中长有绿油油的小草),脉象多为细的、快的,小便一般量多且颜色较深,大便干涩难解,伴有阳偏盛时常有"热"的症状,有发热,但多为低热,舌苔干糙。

选用食物特性:对于这种体质的患者,进补应选用补阴力较强的食物。此类食物性多甘凉滋润,可以养阴生津。

代表食物:铁皮枫斗、西洋参、甲鱼以及大部分蔬菜、水果等。

小提示:此时若进补温热性状的食物,反而会热伤津液,使阴虚症状加重。

(2)阳虚体质　主要由人体主"阳"方面的功能不足所导致,同时多伴有"阴盛"的表现。

主要表现:此类患者多表现为舌体胖大,由于舌体胖大,舌体受牙齿挤压,在舌体两侧形成齿痕,舌色淡白,舌苔薄白或厚腻(伴阴盛时),脉多为沉的、缓的,小便量多且颜色浅淡,大便质稀薄。

选用食物特性:对于这种体质的患者,进补宜选用补阳力较强的食物。此类食物大多性味温热滋补。

代表食物:人参、荔枝、龙眼肉、莲子、菠萝、鸡肉、各种奶制品等。

小提示:此时若进补寒凉之品,则会伤阳气而加重阳虚症状。

小贴士:恶性肿瘤患者特别是化疗后的患者其气虚也是比较常见的一种体质类型,症状与阳虚相近,但畏寒怕冷症状不明显,应进食有补气功用的食物,如人参、山药、大枣等。

(3)阳盛体质　主要是由人体"阳"的功能过剩引起的。注意此类体质应与"阴虚"相鉴别,前者本质为实应"泻"之,后者为虚应"补"之。

主要表现:多表现为舌质鲜红或紫红,舌苔多干糙而黄,小便量多、色深甚至黄赤,大便秘结,同时可有高热、面红耳赤、目红、易怒、口舌生疮等。

选用食物特性:对于这种体质的患者,进补应选用具泻火功能的食物。此类食物性味多苦寒。

代表食物:金银花、野菊花、莲子心、绿豆、西瓜等。

小提示:此时若进补温热性食物(如辣椒、煎炸食品等),则会使阳盛症状加重。

(4)阴盛体质　主要是由"阴"的功能过剩、阴液积聚引起的,多表现为"湿困"的征候。

主要表现:舌象多表现为舌质色暗淡,苔厚腻,小便量多,有时可有浑浊,大便质稀黏腻,以及四肢困重、头重如裹、头昏等湿邪阻滞的症状。

选用食物特性:对于这种体质的患者,多选用具祛湿利水功效的食物。

代表食物:茯苓、薏苡仁、莲子。

小提示:此时若进食有补阴作用的食物,则会助湿而使阴盛症状加重。

当然,恶性肿瘤患者的体质多错综复杂,很多时候不只表现为单纯的阴或阳,或者单方面的虚或实,特别是晚期患者,可以表现为阴阳俱虚,既有舌红少苔的阴虚表现,又有乏力怕冷的阳虚表现,此时应根据阴阳互根的原理进行阴阳同补；也可以表现为气阴两虚，既有舌红少苔的阴虚表现，又有乏力自汗的气虚表现，此时应补气养阴。此外，还应根据不同脏腑功能进行辨证，等等。

同时，中医理论又有人体与自然相统一的整体观，人体状态也会随着时间、季节的改变而呈现出一定的规律。例如，春季主生发，这时进食有疏肝作用的食物为宜，如白菊花泡水代茶饮可以调节情志；夏季湿热，阴盛体质患者在夏季常自觉症状加重，此时宜进食有清热利湿作用的食物，如野菊米；秋季干燥，应以润补为主，如梨、百合等；冬季寒冷主收藏，因此中医常主张"冬令进补"，滋补的膏方就是在冬季应用的。除此之外，地区、居住环境等不同，进补也略有不同。

总之，人的体质是多种多样的，并且随着内外环境的变化而不断变化，因此恶性肿瘤患者进补要因人因时因地制宜，注重个体化，不能一概而论，盲目进补，否则就可能适得其反。

三、肿瘤患者的饮食禁忌

肿瘤患者常关心的一个问题便是忌口。在江浙一带，几乎所有的肿瘤患者都在食用铁皮石斛、冬虫夏草、灵芝孢子粉，似乎完全忘记古训"人参杀人无罪，大黄救命无功"的道理。根据中医理论可知，这三种中药并非人人都可以食用。冬虫夏草偏热性，热证、实证患者不适合食用；铁皮石斛有润肺、养阴、清热之功效，适合阴盛体质；灵芝孢子粉有清热作用，故虚寒体质，如大便清稀、次数多的患者不适合食用。不同的癌症患者其饮食禁忌也是不一样的，如不建议乳腺癌患者过食油脂、鱼、肉、鸡蛋、牛奶等食物，应适当限制蛋白摄入；大肠癌患者忌大荤、滋补类食物，宜给予高纤维、低脂肪饮食。

（1）腌制、霉制品　腌制、霉制品食物含有致癌物质（如亚硝胺），会显著增加胃癌、肝癌的发病率。而食品添加剂易增加膀胱癌的发生风险。例如，某地是食管癌的高发地之一，相关研究结果表明，这与当地人喜食酸菜有关，而酸菜即含有大量亚硝酸铵。在日常生活中，腌制、霉制品（如霉豆腐、腌菜、腌肉）中的亚硝胺含量较高，故不宜经常食用。

（2）热性食物　如猪蹄、羊肉、狗肉、薤、姜、花椒、鹅肉、胡椒等，其中羊肉性大热，感冒往来寒热，或素体多火，或热病初复的患者均不宜食用，否则将导致旧病复发。《本草纲目》记载："鹅，气味俱厚，动风、发疮"，故患者忌食鹅肉。猪蹄有发乳、托疮之效，故疮疡初起的患者忌食。

（3）高盐饮食　高盐饮食会损伤消化道表面的黏膜，可导致致癌物质直接损伤机体。一般冷藏食物的安全性高于腌制食物。中华医学会推荐，人体每天摄入的食盐不超过 6g。需要注意的是,在饮食清淡的同时也要保证食盐的摄入,这是因为食盐是维持机体正常运作的重要物质之一。

中医治病离不开辨证论治,而饮食也不能忽视"辨证论忌",如疾病属寒证,症见体质虚寒、大便溏薄、胃痛喜热、四肢发冷等,则忌食寒凉生冷之物,如西瓜、雪梨、香蕉;热证见面目赤红、发热、痔疮下血、失眠心烦,则忌食生姜、辣椒、大蒜等。患者舌苔黄厚而腻,胸腹膨胀满,纳差不欲食,小便黄赤,这是湿热重之象,忌食油腻、辣味、滋补燥热之品;肚腹胀气患者忌食豆类、山芋、土豆等;伴有冠心病、高血压、高脂血症患者忌食肥肉、奶油、动物内脏、鱼卵等。

第 10 章　肿瘤患者常见的精神、心理问题及正确的护理方式

恶性肿瘤是严重危害人类健康的常见病、多发病、疑难病。随着医学的不断进步与发展,治疗肿瘤的手段日益增多,肿瘤患者带瘤生存率不断上升,生存时间延长,遗留的心理问题也逐渐得到重视。越来越多的研究表明,由心理、社会应激因素造成的紧张刺激,其所引起的负性情绪是导致肿瘤发生的重要因素。因此,如何正确应对这些负性心理因素成为患者、医护人员、家属甚至整个社会需要关注的热点。

一、负性心理因素对疾病的影响

现代医学认为,负性心理因素可能的致癌机制主要包括两个方面:①神经内分泌功能失调。神经内分泌系统在全身生理功能调节中的作用至关重要,负性心理因素长期刺激神经内分泌系统,会导致心血管系统、消化系统以及免疫系统发生紊乱,从而改变人体内环境,导致肿瘤的发生。②免疫功能失调。贾玫等认为,在影响肿瘤生长速度的诸多因素中,最为关键的是免疫反应和激素。而精神刺激则影响人体的免疫和内分泌,因此心理因素可使自律神经失调并降低自身免疫力。有研究表明,强烈的情绪反应会改变机体的免疫防御功能,而免疫防御功能受到抑制则会诱导肿瘤的发生、发展并影响其预后。

传统医学非常注重心理因素在疾病的发生、发展中的作用,认为情志不遂是一种十分重要的致病因素。《内经》曰"心主神明,主明则下安,主不明则十二官危",可见中医学认为肿瘤的发生、发展大多与情志关系密切。长期的情志不畅可造成肝郁气滞,进而发展为痰凝血瘀、血行不畅,留滞之气与邪互结而导致肿瘤发生。

二、肿瘤患者常见的精神、心理问题

现代医学正逐渐由传统的生物医学模式向生物-心理-社会医学模式转变，肿瘤患者的心理问题也已深入到临床研究，被越来越多的医者所重视。在不同阶段，肿瘤患者的心理状态各不相同。我们通常将肿瘤患者的心理变化分为诊断期、治疗前期和治疗后期三个阶段进行归纳探讨。

1. 诊断期

在这个阶段，患者往往处于一种焦虑的状态。一旦确诊为恶性肿瘤，患者往往会产生一定程度的悲观情绪，如震惊、难以接受甚至逃避。癌症的恶性程度和隐匿性较高，许多患者往往是在身体感官无任何不适的情况下由体检查出，他们拒绝接受诊断结果，并反复就诊，以期推翻恶性肿瘤的诊断；并且人们当下普遍处于一种"谈癌色变"的状态，大多数人对恶性肿瘤并不十分了解，只知其凶险程度，不知其研究和治疗手段在不断进步，患者在得知自己病情之后往往对后续的治疗产生恐惧甚至绝望的情绪。

2. 治疗前期

这个阶段属于承认期，患者表示接受自己的病情，并配合治疗。目前，大多数肿瘤治疗的手段包括手术、放疗、化疗、中医药治疗以及生物治疗等。除中医药治疗较温和外，其他治疗手段均会产生或多或少的副作用，如手术会使患者失去一部分器官，在一定程度上改变患者的外形，甚至失去某项功能，从而导致患者生活习惯发生改变；放、化疗导致的血液学毒性、胃肠道反应、脱发、神经毒性反应以及脑器质性综合征均会对患者的日常生活造成一定的影响。患者在面对治疗产生的各种副作用时，往往会产生各种负性心理因素，如抑郁、抗拒、易怒等。有研究表明，在情绪紧张或压抑时，血小板摄取游离 5-羟色胺的能力会比情绪平和时低，并且不良心理因素也会反作用于放、化疗等辅助治疗，加重其副作用。除此之外，随着靶向治疗与生物治疗等治疗手段的兴起，抗癌治疗的高额费用亦成为患者及其家庭需要考虑的一个重要因素。近期，《柳叶刀》以专刊的形式发表了来自中国多个团队的研究数据，表示中国癌症患者的治疗费用超过家庭收入，自付部分占家庭收入的 58%，相当一部分患者可能顾虑治疗费用给家庭带来的负担而放弃治疗。

3. 治疗后期

这个阶段是患者心理状态极易发生改变的一个时期。在这个阶段，患者的表现往往分为两种:一部分患者在刚入院时可能对自己的病情了解并不透彻,经与医生配合治疗后,病情得到控制,放、化疗等产生的副作用也逐渐减轻,此时患者更加信任医生,后续治疗更为配合,心态也从之前的消极、抑郁变得积极、主动;反之,另一部分患者在治疗过程中对副作用的适应能力较低,并且对治疗的期望过高,迫切想要恢复至正常的生活状态。这类患者在治疗过程中往往会掺杂许多自己的主观意见,一旦治疗结果未达到其预期或者副作用使其难以忍受,他们很可能从刚开始的积极、主动转化为悲观、失望,甚至对治疗失去信心;或者进一步加重抑郁、悲观的情绪,甚至产生轻生的念头。癌痛是晚期肿瘤患者最常见的症状之一,特别是持续性难以控制的疼痛,会严重影响患者的睡眠、饮食,在降低其生活质量的同时还会削弱患者生存的信心和希望。

三、正确的心理行为干预

肿瘤患者存在心理障碍是一种非常普遍的现象,这种心理障碍可以通过心理干预和关怀进行调整与纠正。当患者被诊断为恶性肿瘤后,各种负性心理因素就会一直侵犯患者生活中的方方面面,因此正确的心理护理方式也应贯穿肿瘤治疗的整个过程。正确的心理护理应从医护、患者自身和家庭呵护三个角度来实施。

1. 医护

医护人员在患者抗癌治疗的过程中扮演着极为重要的角色,是他们最为信任和值得依靠的人。首先,医生要根据患者病情和经济状况为患者制定最合理的治疗方案,并耐心向患者或其家属分析病情,做到全面、严谨。其次,在为患者提供确切、有效治疗的同时,医生也要仔细体会患者的情绪变化,引导他们正确认知癌症,帮助他们树立积极抗癌的信心。医护人员要尽量从患者的角度,设身处地地理解患者焦虑的情绪,掌握语言沟通技巧,避免使用消极语言。消极的语言易使患者悲观、失望,加重病情。而体贴、关怀、安慰的语言往往可以起到药物所无法达到的效果。对于知晓自己病情的患者,应当给予其充分鼓励,帮助其树立信心;对于不知情患者、对疾病有焦虑和恐惧反应的患者以及感情脆弱的患者,应做好保护性措施,以防其心理负担过重而失去自控能力,尤其是老年患者。除此之外,闫淑英等通过大量病例研究总结出肿瘤患者的心理特点分型(6 型),即稳定型、否认型、惊恐型、消极型、易怒型和拼搏型。因此,医护人员应当根据患者不同的性格特征进行针对性的心理治疗,做到因人施护。

2. 患者自身

患者在罹患恶性肿瘤后首先应对自己的病情有一个正确的认知,摒弃"讳疾忌医"的思想,积极面对后续治疗,信任且配合主治医师治疗。其次,患者应改变不良的生活习惯和烟酒嗜好,适当参加文娱活动和体育锻炼,培养自身的爱好,陶冶情操。患者应与家人、朋友以及治疗效果不错且心态佳的病友多交谈、多沟通,增加自身信心。患者应远离具有辐射物质和化学致癌物的工作、生活环境。同时,随着互联网的普及,患者可以获得许多关于肿瘤疾病的信息,这也易导致患者"对号入座"——看到某些不良反应就会联想到自己的病情,从而陷入恶性循环。患者应积极咨询自己的主治医师,将自己的担忧和顾虑和盘托出,主治医师往往能提供专业且前沿的指导,为患者排忧解难。

3. 家庭呵护

家属是肿瘤患者最亲近的人,是其最重要的看护者和社会支持者,他们的表情、语言、情绪、态度都会给患者造成重大影响。肿瘤患者在家中的地位、抗癌治疗的高额费用、子女的养育问题以及医生对肿瘤患者生存时间的预计等都会给患者家属带来巨大的心理压力,因此他们亦容易产生各种心理问题。首先,患者家属要调整心态,克服自身对肿瘤的恐惧,充分了解患者病情,并积极与医护人员沟通,配合治疗。在患者自身状态允许的情况下,多陪伴患者进行适当的运动、听音乐、聊天、散心等,以分散患者对疾病的注意力。其次,患者家庭要及时记录治疗过程中患者出现的不良反应,并向主治医师反馈;医护人员针对肿瘤患者在治疗过程中的营养不良状态,应当根据营养学以及其口味喜好来调整饮食,以增强患者的体质,提高其免疫力。最后,患者家属要及时洞悉患者的心理状态变化,防止患者产生放弃治疗甚至轻生的念头。

此外,社会关怀也是肿瘤患者心理护理不可或缺的一部分。社会工作者应当给予肿瘤患者源源不断的正能量,帮助患者走出阴霾。例如,邀请一些治疗效果显著且心态乐观的肿瘤患者为正处在困境中的患者传授经验;组织一些积极、有益的社会活动来帮助患者树立积极抗癌的信心;帮助一些因家庭经济困难而难以继续治疗的患者筹集医疗费用,并进行真实、有效的监督等。

【参考文献】

[1] 许澍淮,陈华粹. 血浆 5-羟色胺的由来及其移除与灭活. 生理科学进展,1983,14(3):266-268.

[2] 席淑华,周立,刘哲军. 恶性肿瘤患者实行保护性医疗制度的若干探讨. 上海护理,2002,2(1):50-51.

[3] 闫淑英,张建宇,李凤玉. 针对不同阶段心理特征对肿瘤患者进行心理护理的重要性. 中国中医急症,2010,19(1):167-168.

营养素生理功能简明表

营养素		特 点	生理功能	主要食物来源
蛋白质		由氨基酸作为基本单位的高分子化合物,主要由碳、氢、氧、氮四种元素组成,有的含有少数硫、磷、铁、铜元素。它具有两性,可发生水解反应	1. 构成机体,修补组织。 2. 调节生理功能。 3. 供给热量	动物性食物:肉类、蛋类及动物内脏。植物性食物:黄豆及干豆类;坚果类,如花生、核桃等;粮食类
脂肪		脂肪的性质和特点主要取决于脂肪酸,不同食物中的脂肪所含有的脂肪酸种类和含量不一样。它主要由碳、氢、氧三种元素组成,有的含有少量磷、氮等元素。它能溶解于多数有机溶剂,但不溶解于水	1. 构成组织。 2. 供给、储存热量。 3. 供给必需脂肪酸。 4. 提供脂溶性维生素并促进消化吸收。 5. 增加食物风味与饱腹感	烹调油,也包括食物本身所含的油脂;植物油,如大豆油、芝麻油等;动物脂肪,如肥肉、骨髓等
碳水化合物		由碳、氢、氧三种元素构成的有机物,生物界三大基础物质之一,也是自然界中最丰富的有机物,是糖类的总称。消化后主要以葡萄糖的形式被吸收,是人类获取热量最经济、最主要、最安全的来源。按其化学结构和分子量不同可分为单糖、双糖和多糖	1. 储存、提供热量。 2. 是构成机体的重要物质。 3. 参与营养素的代谢。 4. 维持血糖水平、解毒和保护肝脏。 5. 改变食物风味。 6. 提供膳食纤维	主要来自植物性食物,如五谷、豆类和块根类,以及谷类制品,如面包、饼干、糕点等
矿物质	钙	钙是构造骨骼和牙齿的主要原料。成年人机体内含钙量为1000~1200g,其中99%集中在骨骼和牙齿中,其余1%则以游离或结合状态存在于体液和软组织中	1. 是构成骨骼和牙齿的主要成分。 2. 参与神经肌肉应激,参加凝血过程。 3. 对多种酶有激活作用。 4. 钙对心肌有重要影响,与钾相拮抗,有利于心肌收缩、维持心跳节律。 5. 降低毛细血管和细胞膜的通透性	奶及奶制品、水产、豆类,含钙量丰富的食物有虾皮、芝麻酱、骨粉、海带等

续表

营养素		特　点	生理功能	主要食物来源
矿物质	磷	磷是构成骨骼及牙齿的主要成分之一。正常人的骨骼和牙齿中含磷总量为400~800g,约占体内含磷总量的85%,其余分布在其他细胞和体液中,主要经肾脏排泄	1. 磷是构成牙齿与骨骼的成分之一。 2. 是组织细胞中许多重要成分的原料,如核酸。 3. 参与碳水化合物和脂肪的代谢。 4. 是辅酶的重要成分。 5. 磷脂是构成脑脊髓的成分,对儿童生长、发育起着重要作用	鱼、虾、瘦肉、蛋、豆类、乳制品以及谷类,特别是米糠和麦麸皮中含量高,蔬果中含量低
	铁	铁是人体极为重要的微量元素之一。人体含铁量为4~5g,其中60%~75%存在于血红蛋白中,3%~5%存在于肌红蛋白中,16.4%储存于铁蛋白和血红蛋白中,铁在体内与蛋白质结合,无游离状态	1. 参与氧气和二氧化碳的运输。 2. 维持正常造血功能。 3. 增强机体免疫力。 4. 是促进B族维生素(维生素食物)代谢的必要物质	动物肝脏、瘦肉、蛋黄、鱼类、豆类和某些蔬菜
	钾	钾约占人体无机盐的5%。钾和钠共同作用,维持体内水分平衡和正常的心律(钾在细胞内起作用,钠只在细胞外起作用);钾和钠平衡失调会损害神经和肌肉功能	1. 参与糖、蛋白质和热量代谢,ATP形成时亦需要钾。 2. 参与维持细胞内、外液的渗透压和酸碱平衡。 3. 维持神经肌肉的兴奋性。 4. 维持心肌功能:心肌细胞膜电位变化的主要动力之一是钾离子在细胞内、外转移	紫菜干、柑橘类水果、香蕉、香瓜、番茄、芹菜(绿叶蔬菜食物)、黄豆、土豆等
	钠	成年人体内钠含量为77~100g,钠和钾是人体正常生长、发育不可或缺的物质。钠可使钙(钙食物)和其他矿物质溶于血液之中,与新陈代谢息息相关	1. 调节体内水分与渗透压。 2. 维持酸碱平衡。 3. 维持正常血压。 4. 维持神经肌肉的兴奋性。 5. 维持钠泵正常运转	食盐、味精、咸肉、黄油、土豆片、海藻、虾等
	镁	成年人体内镁含量约为25g,60%~65%的镁存在于骨骼和牙齿中。镁是钙、维生素C、磷、钠、钾等物质代谢必需的物质,在神经肌肉功能的正常运作、血糖转化等过程中扮演着重要的角色	1. 多种酶的激活剂。 2. 维持骨骼生长和神经肌肉的兴奋性。 3. 调节心血管功能。 4. 影响胃肠道功能	未研磨的谷类(谷类食物)、坚果、深色绿叶蔬菜(蔬菜食物)、香蕉等

续表

营养素		特　点	生理功能	主要食物来源
矿物质	铜	铜是人体必需的微量矿物质元素,人体含铜量为 100 ～ 150mg。铜可帮助铁质传递蛋白,在血红蛋白形成过程中扮演催化的角色	1. 参与铁的代谢,维护正常的造血功能。 2. 影响正常的热量代谢。 3. 保护骨骼、血管和皮肤的正常形态。 4. 维护中枢神经系统的功能。 5. 维持毛发正常的色素和结构。 6. 抗氧化作用	豆类、全麦、草菇、花生、橄榄、蜂蜜(蜂蜜食物)、动物内脏、贝类、虾、蟹等
	锰	锰是必要的微量矿物质元素。锰被确定为人类必需的微量元素已有 60 多年历史。在体内含量很少,但起着非常重要的作用,目前其作用机制尚不十分明确	钾是构成正常骨骼所必需的物质,它可能与维持正常脑部功能息息相关,对阿尔茨海默病具有疗效;可以激活必要的酶,使维生素 H、维生素 B、维生素 C 能顺利地被人体利用;是合成甲状腺素不可或缺的原料。目前,已知锰参与多种酶的组成,影响酶的活性。体外实验证明,有上百种酶可由锰激活,如水解酶、脱羧酶、激酶、转移酶、肽酶等	干豆类、鱼、牛奶、瘦肉、小麦胚芽、贝类等富含蛋白质的食物,以及洋葱、萝卜、干果、圆白菜等
	锌	成年人体内锌含量为 2.0 ～ 2.5g。锌指挥和监督躯体各种功能的有效运作以及维护酶系统和细胞,是合成蛋白质(蛋白质食物)的主要物质。它能指挥肌肉的收缩,帮助形成胰岛素,是稳定血液状态、维持体内酸碱平衡的重要物质。它能使前列腺正常运作,并且是生殖器官发育的重要物质。有充足的证据表明锌是合成 DNA 的必要物质	1. 锌是人体很多金属酶的组成成分或激活剂。 2. 促进机体的生长发育和组织再生。 3. 在组织呼吸和物质代谢中起重要作用,并与消化系统、胰腺、性腺、脑垂体和皮肤的正常功能有着密切的关系	肉类、肝、海鲜、啤酒、南瓜子、栗子、蛋、乳品、芝麻等
	碘	人体中碘含量为 20 ～ 50mg。碘是人体不可缺少的微量营养元素。正常人体内含碘量约为 50mg,其中 50% 存在于肌肉组织中,10% 存在于皮肤中,20% 储存在甲状腺中	1. 碘是组成甲状腺素的重要成分。 2. 促进代谢和体格的生长、发育。 3. 促进神经系统发育。 4. 促进维生素的吸收和利用	海带和其他的海藻类、海鲜类、含碘丰富的土壤所出产的蔬菜

续表

营养素		特　点	生理功能	主要食物来源
矿物质	硒	硒是人体必需的微量元素,人体内含硒量为 14～20mg。硒遍布于人体各组织器官和体液中,约 1/3 存在于肌肉,心肌中含量最高;大多数与蛋白质结合,形成含硒蛋白质	1. 抗氧化作用。 2. 保护心血管和心肌的健康。 3. 增强免疫功能	海产品、动物内脏、谷类、畜禽肉
维生素	维生素A	以两种形式出现:一是动物活性维生素 A,二是植物性 A 原——胡萝卜素。胡萝卜素存在于红黄色水果(如柿子、杏)和有色蔬菜(如菠菜、胡萝卜)中	1. 促进人体生长、发育。 2. 参与眼球内视紫红质的合成和再生,维持正常视觉,防止发生夜盲症。 3. 维持皮肤和黏膜等上皮组织的正常代谢。 4. 维持正常免疫功能。 5. 抗氧化和抗癌作用	动物肝脏、蛋黄、奶类、鱼肝油等
	维生素D	维生素 D 又称抗佝偻维生素,为类固醇衍生物,主要包括维生素 D_2(又称麦角钙化醇)和维生素 D_3(又称胆钙化醇)	1. 促进小肠对钙的吸收。 2. 促进肾小管对钙、磷的重吸收。 3. 增强骨内钙的沉积功能,与骨骼、牙齿的正常钙化有关。 4. 调节基因转录作用	肝脏、鱼肝油
	维生素E	维生素 E 又称不育维生素,是酚类化合物,对热和酸、碱稳定	1. 抗氧化作用。 2. 与动物的生殖功能有关。 3. 预防衰老	植物油、麦胚、豆类、坚果、蔬菜
	维生素K	维生素 K 又称凝血维生素,为中性黄色化合物,不溶于水,只溶于油脂等有机溶剂,性质十分稳定,怕碱和紫外线	1. 具凝血作用。 2. 骨钙代谢作用:对葡萄糖的磷酸化起着很重要的作用	绿叶蔬菜、鱼肝油、酸奶酪、蛋黄、红花油、大豆油
	维生素B_1	维生素 B_1 又称抗脚气病维生素,溶于水,对热相当稳定,在酸性溶液中更稳定	1. 抗脚气。 2. 促进人体正常生长、发育。 3. 增进食欲。 4. 构成辅酶	动物内脏、肉类、蘑菇、番茄、蚕豆、生菜、芦笋等
	维生素B_2	维生素 B_2 又称核黄素,是人体必需的 13 种维生素之一,微溶于水,可溶于氯化钠溶液,易溶于稀的氢氧化钠溶液	1. 参与体内生物氧化与热量生成。 2. 构成递氢体系中的辅酶	南瓜、豆芽、番茄、芦笋、牛奶、蘑菇等
	维生素B_6	维生素 B_6 是吡啶的衍生物,溶于水,对酸相当稳定,在碱性溶液中易被破坏,并且易被光破坏	1. 参与氨基酸代谢。 2. 参与糖原和脂肪酸代谢。 3. 与脑和组织中的热量转运、核酸代谢有关	肉类、全谷类食物(特别是小麦)、蔬菜和坚果类中含量较高

续表

营养素		特　点	生理功能	主要食物来源
维生素	维生素C	维生素C又称抗坏血酸,是一种多羟基化合物,具有酸的性质,对热、碱、氧都不稳定	1. 预防和治疗坏血病。 2. 增强抵抗力。 3. 促进铁吸收,刺激骨髓的造血功能,有预防和治疗贫血的作用。 4. 促进血脂下降,预防和治疗动脉粥样硬化	柑橘类、莓类、绿叶蔬菜、番茄、菜花、马铃薯、胡椒
水		水是组成人体的重要成分。人体内的活动,如各种化学反应、新陈代谢都需要水。人体的65%是水,水分布在各组织器官中,约占血液的80%。当人体损失20%的水时,便无法维持生命	1. 人体构造的主要成分,是保持细胞外形及构成体液所必需的物质。 2. 作为各种营养物质及其代谢产物的载体和溶剂参加代谢反应。 3. 调节体温。 4. 润滑组织	饮水、食物水分(饮食、菜肴和水果中的水分)、新陈代谢

【参考文献】

[1] 中国营养学会.中国居民膳食指南(2016).北京:人民卫生出版社,2016.

[2] 陆淼,袁媛.基础营养与食品安全.北京:人民卫生出版社,2016.

[3] 约瑟夫·布伦纳.天下无癌:癌症补充替代疗法完全手册.北京:中国人民大学出版社,2016.

食物营养成分

　　食物是人体获取热量及营养素的物质基础,其营养价值是指食物中所含热量和营养素满足人体营养需要的程度,营养价值的高低取决于食物中所含营养素的种类是否齐全、数量是否充足、比例是否适当以及被人体消化吸收的程度等因素。食物中所含的营养素包括蛋白质、脂肪、碳水化合物、膳食纤维、矿物质、维生素等。不同的食物有各自不同的营养特点,其营养价值是相对的,自然界中几乎没有一种食物可以完全满足机体任一阶段生长发育的要求,一方面,不同的食物具有不同的营养成分;另一方面,即使同一类食物,不同的部位、产地、成熟程度以及加工方式等,其营养价值也不同。了解各类食物的营养成分,评定其营养价值,合理利用食物,对人类营养状况具有十分重要的意义。

　　食物一般包括植物类食物(谷类、豆类及其制品、蔬菜、水果等)和动物类食物(畜禽类、水产类、奶及奶制品、蛋类等),另外还包括食用油、调味品及饮料等。

一、植物类食物

(一)谷类

　　谷类包括大米、小麦、玉米、高粱等。在我国膳食结构中,谷类为主食,膳食中 $70\% \sim 80\%$ 的热量和 50% 的蛋白质是由谷类提供的。

　　1. 谷类营养成分

　　(1)蛋白质　谷类并非富含蛋白质的食物,每 100g 谷类含蛋白质 $7 \sim 10g$。谷类中的蛋白质含有几种必需氨基酸,但是含量偏低。

　　(2)碳水化合物　谷类中碳水化合物的含量为 $75\% \sim 80\%$,主要成分是淀粉,是我国膳食中热量的主要来源;其次为糊精、戊聚糖、葡萄糖、果糖等。

　　(3)脂肪　谷类属于低脂肪食物,除燕麦、莜麦等少数品种的脂肪含量大于

7%外,其他品种多为 1%～3%,主要集中在糊粉层和胚芽,加工后脂肪含量大大降低。

(4)维生素　谷类的维生素大部分分布在胚芽和谷粒周围部分,且以维生素 B_1 和维生素 B_3 较多,胚芽中含有维生素 E。粗粮中的小米含维生素 B_1 和维生素 B_2 较多,黄玉米含胡萝卜素较多。

(5)矿物质　谷类的矿物质主要是磷和钙,含量为 1.5%～3.0%,大部分集中分布在谷皮、糊粉层和胚芽层,经精制后含量很少。

2. 食用小贴士

由于各类谷物粮食所含的人体必需氨基酸种类不完全相同,因此多种食物混合食用比单独食用一种好,并且可以利用动物蛋白质、大豆蛋白质来补充谷类蛋白质的不足,提高谷类蛋白质的质量。食用一部分粗粮或杂粮,如小米、玉米、甘薯类,不仅可以增加维生素和矿物质的摄入量,而且可以增加蛋白质的摄入量。

糙米和全麦含食物纤维多,过于粗糙,会影响消化,而经过加工去掉部分谷皮可使口感更佳,并有利于消化。谷粒所含的矿物质、维生素、蛋白质和脂肪多分布于谷粒的周围和胚芽中,加工的精度越高,营养素也就损失越多,因此提倡多食标准米面,少食精白米面。复合维生素 B 及矿物质均易溶于水,因此淘米时避免过分揉搓。

(二)豆类及其制品

豆类按营养成分不同分为两大类:一类是大豆,含有较多的蛋白质和脂肪,如黄豆、黑豆、青豆,为膳食中优质蛋白质的来源;另一类是除大豆以外的其他杂豆,含有较多的碳水化合物、中等量的蛋白质和少量的脂肪,如绿豆、豌豆、小豆、蚕豆等。

1. 豆类营养成分

(1)蛋白质　大豆是植物性食物中含蛋白质最多的食物,含量为 35%～40%,而且富含谷类蛋白质较为缺乏的赖氨酸,是与谷类蛋白质互补的天然理想食物。除大豆外,其他杂豆中的蛋白质含量约为 20%。

(2)碳水化合物　除大豆外,其他杂豆含较多碳水化合物(50%～60%)。大豆中的碳水化合物含量为 25%～30%,其中约一半是可供利用的淀粉、阿拉伯糖、乳聚糖和蔗糖,而另一半是人体不能吸收的棉籽糖和水苏糖,在肠道细菌作用下发酵产生二氧化碳和氨,故多食豆类可引起腹胀。

（3）脂肪　大豆中的脂肪含量为 15%～20%，其中不饱和脂肪酸占 85%，并含有 1.64% 的磷脂及丰富的维生素 E，故其是优质的食用油来源之一。其他杂豆含少量脂肪（1%～2%）。

（4）矿物质　豆类含多种矿物质。以大豆为例，每 100g 大豆含钙 200～300mg、铁 6～10mg、钾 1276mg；此外，大豆还富含磷、锌等矿物质，是植物性食物中矿物质的良好来源。

（5）维生素　豆类食物富含维生素 B_1、维生素 B_2、维生素 E 等。

2. 豆制品营养成分

豆制品主要包括豆腐、豆浆及豆芽和豆苗等。

豆制品如豆腐脑、豆腐、豆腐丝等均由大豆制成，大豆经浸泡、研磨加工处理，减少了食物纤维，提出了蛋白质，因此消化率更高。豆腐的糖含量很低，非常适合糖尿病患者及肥胖者食用。豆腐含有丰富的维生素及矿物质，在制作过程中加入石膏可使钙的含量大大增加。经常食用豆腐可以改善机体蛋白质的营养状况，促进机体代谢，提高免疫力。

豆浆享有"植物奶"的美誉。大豆在制成豆浆的过程中，细胞壁被破坏，汁液大量流出，使豆浆中的蛋白质更易被人体消化、吸收。豆浆中的矿物质含量非常丰富，其钙含量约为牛奶的 1/2，而铁含量却是牛奶的 12 倍。此外，豆浆还含有丰富的维生素，特别是维生素 E。豆浆中丰富的维生素能够延缓机体衰老。

发酵豆制品，如豆豉、黄豆酱、腐乳等都是经过发酵的豆制品，其蛋白质被分解，更易被人体消化、吸收。发酵时，谷氨酸游离出来，使味道更加鲜美，并且维生素 B 含量有所增加。

豆芽（如绿豆芽、黄豆芽）所含的热量较低，水分和膳食纤维含量较高。在发芽过程中，由于酶的作用，豆芽中的钙、磷、铁、锌等矿物质元素被释放出来。干豆类不含维生素 C，但经发芽后，维生素 C 和 B 族维生素增加较多。

3. 食用小贴士

豆类蛋白质的消化率与制备方法有关：一是生豆中的抗胰蛋白酶会影响蛋白质的分解，经过加热煮熟后，抗胰蛋白酶被破坏，不致影响消化；二是豆类细胞壁含有粗纤维，使大豆蛋白质难以与消化酶接触，而浸泡大豆可使细胞壁软化，然后磨制成豆浆、豆腐等，更加容易被人体吸收。

各种豆类的蛋白质一般都富含赖氨酸，而谷类蛋白质的赖氨酸含量一般均偏低，所以将豆类和谷类混合食用，豆类蛋白质可以补充谷类蛋白质的不足，提高膳食蛋白质的营养价值。

豆类含有的天然活性成分大豆异黄酮属于多酚类物质的一种,其具有非常广泛的生物学作用,如抗氧化、抗肿瘤、雌激素样作用、免疫调节、降血脂、抗病毒、抗辐射等作用。豆类食物是大豆异黄酮的唯一膳食来源,在大豆中的含量为0.1%～0.4%;大豆皂苷是由萜类同系物与糖缩合形成的一类化合物,具有降血脂、保护心脑血管功能,以及抗突变、抑制肿瘤生长、抗氧化、免疫调节、抗病毒作用。

(三)蔬菜类

蔬菜类主要分为根菜类、茄类、瓜菜类、葱蒜类、花菜类、水生蔬菜类、野生蔬菜类等。新鲜蔬菜的特点是含有大量水分,大部分新鲜蔬菜的含水量在90%以上,蛋白质、脂肪及碳水化合物的含量很低,因此不能作为热量和蛋白质的来源,但是它们是矿物质、维生素和膳食纤维的重要来源。

1. 蔬菜营养成分

(1)蛋白质与脂肪 蔬菜中蛋白质与脂肪的含量均较低,蛋白质含量一般低于2%,脂肪含量一般不超过0.5%。

(2)碳水化合物 蔬菜中碳水化合物的含量约为4%,其中含糖较多的有胡萝卜、番茄、南瓜等。

(3)维生素 新鲜蔬菜是胡萝卜素、维生素 B_2、维生素 C 和叶酸的重要来源。各种新鲜蔬菜,尤其是绿叶蔬菜含有丰富的维生素 C,有些非绿叶蔬菜如辣椒、番茄、黄瓜等含有丰富的维生素 C。胡萝卜素在绿色、黄色和红色蔬菜中含量较高,有些蔬菜的绿叶如莴笋叶、芹菜叶、茼蒿叶等含有极丰富的胡萝卜素。绿叶蔬菜中的维生素 B_2 和叶酸含量较高。

(4)矿物质 蔬菜富含钾、钙、磷、铁、钠、镁、铜等多种矿物质。蔬菜是钾的重要来源,其次是钙和铁,尤其是绿叶蔬菜含量较高。

(5)膳食纤维 各种蔬菜都含有人体所需的膳食纤维,含量为 1%～3%。蔬菜是人类膳食纤维的主要来源,膳食纤维能够促进肠蠕动,有预防便秘、痔疮、结肠癌的作用。同时,膳食纤维也能降低血胆固醇水平,对预防动脉粥样硬化有益。此外,膳食纤维还能改善糖代谢,对预防和治疗糖尿病均有益。

2. 食用小贴士

合理的烹饪方法可以有效防止蔬菜中的矿物质和维生素损失,尽量减少用水浸泡和挤去菜汁的做法。烹饪加热时间不宜过长,叶菜快水急炒可以保留更多的维生素,做汤时宜先煮汤后加菜,新鲜蔬菜不宜久存或在日光下暴晒,烹饪之后的蔬菜不宜放置过久,加醋烹调可减少维生素 B 和维生素 C 损失,加淀粉调芡汁也可减少维生素 C 损失,铜锅和铁锅易导致蔬菜中的维生素 C 损失。

此外,蔬菜中还含有影响营养素吸收的抗营养因子,如皂苷、蛋白酶抑制剂、草酸等。蔬菜中的草酸是一种有机酸,可影响食物中钙和铁的吸收。草酸含量高的蔬菜有菠菜、苋菜、竹笋等。草酸加热易挥发,故可先将蔬菜在开水中烫一下,去除部分草酸,以利于钙和铁的吸收。

(四)水果类

水果类主要分为仁果类(如苹果、梨)、核果类(如桃、杏、枣)、浆果类(如葡萄、草莓)、柑橘类(如橙、柑橘)、亚热带水果和热带水果(如杧果、香蕉、荔枝)、瓜果类(如哈密瓜、西瓜)等。

1. 水果类营养成分

(1)蛋白质与脂肪 水果中蛋白质与脂肪的含量均较低,蛋白质含量一般不超过 2%,脂肪含量一般不超过 0.5%。

(2)碳水化合物 水果是碳水化合物的重要来源。水果含糖较蔬菜高,但因其种类和品种不同,故含糖的种类和数量也存在较大差异,如苹果和梨以果糖为主,桃、柑橘以蔗糖为主,葡萄、草莓则以葡萄糖和果糖为主。

(3)维生素 水果是胡萝卜素和维生素 C 的重要来源。维生素 C 在新鲜水果中含量较丰富,如新鲜的草莓、柑橘、猕猴桃等。杧果、柑橘、杏等含胡萝卜素较多。

(4)矿物质 水果含有人体所需的各种矿物质,其中以钾、钙、镁、磷含量较高,是膳食中矿物质的主要来源。矿物质对维持体内酸碱平衡起重要作用。

2. 食用小贴士

水果含植物化学物,如坚果类富含花青素、类胡萝卜素和多酚类化合物;柑橘类富含类胡萝卜素和黄酮类物质;核果类主要含多酚类化合物,如樱桃主要含花青素、褪黑素等;仁果类主要含黄酮类物质,如一个苹果约含类黄酮 30mg;瓜果类含类胡萝卜素,如西瓜主要含番茄红素,哈密瓜主要含胡萝卜素。

水果含有丰富的果胶,虽然果胶不被机体消化、吸收,但是能够促进肠蠕动,调节肠道消化功能,促进有毒有害物质的排泄。

水果含有多种有机酸,故呈现酸味,如柑橘类水果主要含枸橼酸,仁果类及核果类含苹果酸较多,葡萄主要含酒石酸。一种水果往往同时含有多种有机酸,如苹果除主要含苹果酸外,还含有少量的草酸和枸橼酸。

水果含有的类黄酮物质有天然的抗氧化作用,它们具有保护心脑血管、预防肿瘤和老年痴呆等作用,还可以保护维生素不被氧化破坏。

(五)坚果类

坚果,又称壳果。这类食物的食用部分多为坚硬果核中的种仁子叶或胚乳,营养价值很高。一般将坚果类食物分成两个亚类:一是树坚果,主要包括杏仁、腰果、榛子、松子、核桃、栗子、开心果等;二是种子,主要包括花生、葵花籽、西瓜籽等。坚果的特点是高热量、高脂肪,所含脂肪中不饱和脂肪酸的含量较高;同时,坚果富含维生素 E,对预防营养相关慢性病有益。

(1)蛋白质　坚果中的蛋白质含量一般为 $12\% \sim 25\%$,但某些氨基酸含量较低,从而影响其蛋白质的生物价值,如核桃蛋白质中蛋氨酸和赖氨酸的含量不足。

(2)脂肪　坚果中油脂的含量为 $44\% \sim 70\%$,且以不饱和脂肪酸为主。

(3)碳水化合物　坚果中碳水化合物的含量因种类不同而异,其中栗子含量较高,约为 77.2%,其他坚果较低。

(4)矿物质　坚果中矿物质的含量十分丰富,如核桃、榛子、栗子富含钾、钙、锌、铁等。

(5)维生素　坚果含有丰富的维生素 E 和大量 B 族维生素,尤其是葵花籽和花生仁中维生素 B 的含量较高。

(六)菌藻类

菌类,又称真菌食物,如蘑菇、香菇、平菇、木耳等。藻类系海洋生物或海滨植物。

1. 菌藻类营养成分

(1)蛋白质　新鲜菌藻类的蛋白质含量不高,多在 2% 左右,晒干后蛋白质含量可达 30%。该蛋白质含有人体所需的 8 种必需氨基酸,其中赖氨酸和亮氨酸含量较高,吸收消化率达 80%。

(2)脂肪　菌藻中的脂肪含量很低,新鲜时多在 2% 以下,且多为不饱和脂肪酸。菌藻是肥胖、高血脂、高血压、脑血管病患者较为理想的食物。

(3)碳水化合物　新鲜菌藻类的碳水化合物含量较低,晒干后多在 50% 以上。

(4)维生素　食用菌含有多种维生素,如蘑菇含有丰富的 B 族维生素,木耳含有较高的维生素 B_1,草菇中维生素 C 的含量较高。

(5)矿物质　菌藻类富含矿物质,如黑木耳含有丰富的钙、铁等微量元素。

2. 食用小贴士

菌藻类含有一些特殊成分。食用菌含有丰富的多糖,如香菇多糖、金针菇多糖、木耳多糖等,其具有提高人体免疫力和抗肿瘤作用。螺旋藻富含多糖和其他生理活性物质,可促进机体免疫器官的生长,提高机体免疫力;此外,螺旋藻还含有丰富的叶绿素,可促进铁质的吸收。

二、动物类食物

(一)畜禽类

畜肉主要包括猪、牛、羊等牲畜的肌肉、内脏及其制品,禽肉主要包括鸡、鸭、鹅、鸽等的肌肉、内脏及其制品。畜禽类食物是优质蛋白质、脂肪、矿物质及维生素的重要来源,是营养价值较高的食物。动物因其种类、年龄、肥瘦程度以及部位的不同,故营养成分存在一定差异,肥瘦不同的肉中脂肪和蛋白质含量变化较大,内脏中蛋白质、维生素、矿物质和胆固醇的含量较高。

1. 畜肉营养成分

(1)蛋白质　畜肉中的蛋白质含量为 $10\% \sim 20\%$。畜肉类蛋白质含有丰富的必需氨基酸,在种类和比例上接近人体需要,易于消化、吸收,属于优质蛋白质。存在于结缔组织中的间质蛋白主要是胶原蛋白和弹性蛋白,其利用率较低。

(2)脂肪　畜肉中的脂肪含量因牲畜的肥瘦程度及部位不同而存在较大差异,畜肉类脂肪以饱和脂肪酸为主。动物内脏及脑组织中的胆固醇含量较高,脂肪含量一般低于 5%。

(3)碳水化合物　畜肉中的碳水化合物以糖原形式存在于肌肉和肝脏中,含量极低。

(4)维生素　畜肉含有丰富的脂溶性维生素,是人体维生素 A、维生素 D 和 B 族维生素的主要来源。肝脏是含维生素最丰富的内脏。

(5)矿物质　畜肉中的矿物质含量为 $0.8\% \sim 1.2\%$,瘦肉较肥肉含量高。畜肉中的钙含量较低,含铁、磷、钾、镁较多,其中铁以血红蛋白铁的形式存在,是膳食中铁的良好来源。

2. 禽肉营养成分

禽肉的营养价值与畜肉相似,不同之处是脂肪含量较低,其中亚油酸的含量约为 20%。禽肉易于消化、吸收,禽肉蛋白质的氨基酸组成接近人体需要,含量约为 20%。

(二)水产类

由可供人类使用的水产资源加工而成的食品称为水产食品,主要包括鱼类、甲壳类和软体动物类。鱼类可分为淡水鱼(如鲈鱼、鲤鱼、鲫鱼、青鱼、草鱼)和海水鱼(如大黄鱼、小黄鱼、带鱼)两大类。甲壳类和软体动物类主要有虾、蟹、贝、乌贼、牡蛎等。水产类是蛋白质、矿物质和维生素的良好来源。

1. 鱼类营养成分

(1)蛋白质　鱼类中的蛋白质含量一般为 15%~20%。鱼类蛋白质中的氨基酸组成较平衡,且与人体需要接近,并且较畜禽肉类易消化、吸收。鱼类结缔组织和软骨中的含氮浸出物主要是胶原蛋白和黏蛋白。

(2)脂肪　鱼类中的脂肪含量较低,一般为 1%~3%。鱼类脂肪主要分布在皮下和内脏器官周围,多由不饱和脂肪酸组成,消化吸收率达 95%。鱼类脂肪含有长链多不饱和脂肪酸,具有降低血脂和防止动脉粥样硬化的作用。鱼类中的胆固醇含量一般为 100mg/100g,鱼子中的胆固醇含量远远超过鱼肉。

(3)碳水化合物　鱼类中的碳水化合物含量约为 1.5%,其主要以糖原形式存在。此外,鱼体内还含有黏多糖类,这类物质往往具有特殊的保健作用。

(4)矿物质　鱼类中的矿物质含量为 1%~2%。鱼类富含硒、锌、钙、磷、钠、钾、镁、铁等多种矿物质元素,海产鱼类则富含碘。鱼类含钙量较畜肉高,并且钙与蛋白质结合在一起,有利于消化和吸收。鱼类是钙的良好来源。

(5)维生素　鱼类含有一定的维生素 A、维生素 D、维生素 B_2、烟酸等,而维生素 C 含量则很低。一些生鱼制品含有硫胺素酶和催化维生素 B_1 降解的蛋白质,因此大量食用生鱼可能造成维生素 B_1 缺乏。

2. 甲壳类和软体动物类营养成分

(1)蛋白质　大多数甲壳类和软体动物类中的蛋白质含量在 15% 左右。该类蛋白质含有人体全部必需氨基酸,其中赖氨酸和色氨酸的含量较高。此外,贝类还含有丰富的牛磺酸,其含量普遍高于鱼类。

(2)脂肪及碳水化合物　两者含量均较低,脂肪含量平均在 1% 左右,碳水化合物平均在 3.5% 左右。

(3)维生素　维生素含量与鱼类相似,有些甲壳类和软体动物类中的维生素 A、烟酸和维生素 E 含量较高。

（4）矿物质　矿物质含量多为 $1\%\sim1.5\%$，其中钙、钾、镁、钠、铁、锌等的含量丰富；钙的含量多在 150mg/100g 以上，其中河虾高达 325mg/100g；钾的含量多在 $200\mu g/100g$ 左右；微量元素以硒的含量最为丰富，其在海虾、海蟹、牡蛎、贻贝、海参等中的含量超过 $50\mu g/100g$。

（三）奶及奶制品

奶类是一种营养成分齐全、组成比例适宜、易消化吸收、营养价值高的天然食物，能满足婴幼儿生长、发育的全部需要。牛奶是最普遍食用的奶类，适合母乳不足的婴儿、营养不良者、老年人和体弱者食用。奶制品主要包括巴氏杀菌乳、奶粉、炼乳、酸奶、奶油、奶酪等。

1. 奶类营养成分

（1）蛋白质　牛奶中的蛋白质含量平均为 3.0%，以酪蛋白为主，其次为乳清蛋白与乳球蛋白，三者含有全部必需氨基酸，营养价值和吸收率均很高。

（2）脂肪　奶类中的脂肪含量约为 3.0%，其中短链脂肪酸的含量较高，因此口味佳、吸收率高。牛奶脂肪含有必需氨基酸和卵磷脂，并含有脂溶性维生素，营养价值高。

（3）碳水化合物　牛奶中的碳水化合物主要为乳糖。乳糖有调节胃酸、促进胃肠蠕动和消化液分泌的作用。此外，乳糖还能促进钙的吸收和肠道乳酸杆菌繁殖，抑制腐败菌生长及龋齿发生。有些人缺乏乳糖酶导致不能分解乳糖，以致饮牛奶后引发腹泻。

（4）矿物质　牛奶富含钙、磷、钾等矿物质，其中钙易被人体吸收，而且含量较高，因此奶类是儿童构造骨、齿的最佳食物。奶类中的铜、铁等微量元素含量较低。

（5）维生素　牛奶富含维生素 A、维生素 B_1、维生素 B_2。脂溶性维生素 A、维生素 D 均存在于乳脂中。鲜牛奶含有极少量维生素 C，经过消毒处理后往往所剩无几。

2. 奶制品营养成分

巴氏杀菌乳是将新鲜牛奶经过过滤、加热杀菌后，分装出售的饮用奶。除维生素 B_1 和维生素 C 有损失外，巴氏杀菌乳的营养价值与新鲜牛奶差别不大。

奶粉分为全脂奶粉、脱脂奶粉和调制奶粉。全脂奶粉是将鲜奶消毒后除去 $70\%\sim80\%$ 水分的奶制品，其对蛋白质性质、奶的口味及其他营养成分影响较小，适合普通人群食用；脱脂奶粉的生产工艺与全脂奶粉相同，但原料奶需经过脱脂过程,故脂溶性维生素会有损失;调制奶粉通常指母乳化奶粉,是以牛奶为基础,按照人乳模式加以调制而成的,其营养素的含量和比例接近母乳。

酸奶是一种发酵奶制品,是由消毒鲜奶接种乳酸杆菌或双歧杆菌培养发酵而成的,其中乳糖变为乳酸,蛋白质发生凝固,脂肪部分水解。酸奶营养丰富,且易消化、吸收,还可刺激胃酸分泌。乳酸杆菌和双歧杆菌为肠道益生菌,可抑制肠道腐败菌繁殖,对机体健康有重要作用。酸奶特别适合乳糖不耐受、消化系统功能不良的婴幼儿及老年人食用。

炼乳以在加工中是否加蔗糖可分为甜炼乳和淡炼乳两种。甜炼乳含糖量高,保质期长,适合野外工作者食用;淡炼乳除维生素 B_1 有损失外,其营养价值与鲜奶几乎相同,适合喂养婴儿。

奶油由牛奶中分离的脂肪组成,一般含脂肪 $80\% \sim 83\%$,含水量低于 16%。奶油主要用于佐餐和面包糕点制作。

奶酪是原料乳经消毒后再用乳酸菌发酵的奶制品,其富含蛋白质,并且脂肪、维生素 A、核黄素、维生素 E、钙、磷、铁等含量也较鲜奶丰富。

(四)蛋类

蛋类主要指鸡、鸭、鹅、鹌鹑等动物的蛋。各种蛋的结构和营养价值基本相似,其中食用最普遍的是鸡蛋,其主要提供优质的蛋白质。

1. 蛋类营养成分

(1)蛋白质　蛋类中的蛋白质含量约为 12.8%,含有人体所需的各种氨基酸,而且氨基酸的组成模式与合成人体组织蛋白所需的模式相近,易被消化、吸收,是天然食物中优良的蛋白质来源。

(2)脂肪　蛋类中的蛋清几乎不含脂肪,脂肪都在蛋黄中,且大部分为中性脂肪。鸡蛋中的脂肪含有大量磷脂和胆固醇,一个中等大小的鸡蛋约含胆固醇 250mg。

(3)碳水化合物　蛋类含糖较少,蛋清主要含有甘露醇和半乳糖,蛋黄主要含有葡萄糖,且多以与蛋白质结合的形式存在。

(4)维生素　蛋所含的维生素大部分集中在蛋黄中,包括维生素 A、维生素 D、维生素 B_1 以及蛋清所含的维生素 B_2。维生素 D 的含量随季节、饲料组成、所受光照时间的不同而有一定变化。

(5)矿物质　蛋类所含的矿物质主要存在于蛋黄中,包括磷、镁、钙、硫、铁、铜、锌等。蛋黄中的铁含量虽然较高,但与卵黄磷蛋白结合,故吸收率不高。

三、其　他

(一)食用油的营养成分

根据来源可将食用油分为植物油和动物油。常见的植物油包括豆油、花生油、菜籽油、芝麻油、玉米油等,常见的动物油包括猪油、牛油、羊油、鱼油等。油脂是甘油和不同的脂肪酸组成的酯。植物油含不饱和脂肪酸多,一般呈液态。动物油以饱和脂肪酸为主,常温下一般呈固态。植物油中的脂肪含量通常在99%以上,此外还含有丰富的维生素 E,少量钾、钙、钠等微量元素。动物油中的脂肪含量在90%以上,所含的维生素 E 不如植物油高,还含有少量维生素 A,其他营养成分与植物油相似。

(二)饮料的营养成分

1. 软饮料

软饮料80%以上是水,含糖量通常在10%～20%,另外还含有一些矿物质和维生素以及各种添加剂。浓缩果汁含水量各有不同,通常在40%以上,含糖量在30%左右。植物蛋白饮料包括豆类饮料、杏仁饮料、核桃饮料等,其蛋白质含量不得低于0.5%。

2. 酒精饮料

酒精饮料是指供人类饮用且乙醇含量大于0.5%的饮料,包括发酵酒、蒸馏酒和配制酒。发酵酒通常是指以一类水果为原料,经过酵母发酵,制成酒精度小于24%的饮料酒,包括啤酒、葡萄酒、白酒、黄酒、米酒等;蒸馏酒则是指将发酵酒进行蒸馏、陈酿、勾兑,制成的酒精度在18%～60%的饮料,如白酒、白兰地、威士忌、伏特加等。配制酒是指以发酵酒、蒸馏酒为酒基,加入辅料食品添加剂进行调配、混合制成的饮料,最常见的就是鸡尾酒。

酒类的主要营养就是热量。酒含有不同数量的乙醇、糖和微量肽类或氨基酸,这些都是酒的热量来源。酒中矿物质的含量与酿酒的原料、水质和工艺有密切关系,葡萄酒、黄酒和啤酒中的矿物质含量较多,其中钾的含量较为丰富,其他矿物质如钠、镁、钙、锌等不同程度存在。啤酒和葡萄酒还含有多种维生素。除上述常见的营养成分外,酒类还含有少量非营养化学成分,主要包括有机酸、醇、酯、酮、酚类等,这些成分既赋予了酒的色泽、口感,也影响着酒的营养价值。

3. 茶叶

茶叶中蛋白质、脂类等营养成分的含量较高,但人体的利用率很低。多数碳水化合物是不溶于水的多糖。此外,茶叶还含有多种维生素和矿物质。茶叶中的非营养成分较多,主要包括多酚类、色素、生物碱、芳香类及皂苷等。茶叶含有嘌呤碱类衍生物,主要包括咖啡因、可可碱和茶叶碱,它们具有兴奋、利尿的作用。

茶叶具有一定的预防肿瘤和心血管疾病、抑菌消炎、解毒以及抗过敏保健作用,但茶叶中的部分非营养成分对人体亦有不利的一面,易失眠者、溃疡病患者、缺铁性贫血患者均不宜饮茶。茶叶因品种、加工方式不同而具有不同的性味,故应根据个人体质及季节不同选用不同的茶饮,如阴虚内热体质者宜多饮绿茶,脾胃虚寒者宜多饮红茶和花茶;夏季饮绿茶可清热去火降暑,秋冬季适宜饮红茶。

(三)调味品的营养成分

1. 食盐

食盐的主要成分是氯化钠,未精制的粗盐还含有少量碘、钙、钾、镁等矿物质,海盐含碘较多。

2. 酱油

酱油是由脱脂大豆或小麦酿造而成的,发酵可使酱油味道鲜美。酱油的含盐量约为 18%,是人体中钠的重要来源之一。此外,酱油还含有少量蛋白质、碳水化合物及其他矿物质和维生素 B_1。

3. 食醋

食醋是由粮食或酒糟经醋酸酵母菌发酵而成的,其含有醋酸液 3%~4%。烹饪时使用食醋有助于骨中的钙、磷溶解,增加钙、磷的吸收。

4. 味精

味精是谷氨酸钠盐。以淀粉为原料,经微生物发酵可合成谷氨酸。加热时间太久、温度过高,易使味精变质。

5. 食糖

日常用的食糖多为蔗糖,由甘蔗或胡萝卜制成。食糖是纯碳水化合物,如白砂糖含碳水化合物达 99%,红糖因为没有经过提炼,所以含有少量铁、铬等矿物质。食糖主要提供热量,缺乏其他营养素。

6. 蜂蜜

蜂蜜中的碳水化合物含量约为 80%，主要是果糖及葡萄糖，易被吸收利用。蜂蜜中的糖可供人体所需的热量外，它还含有少量矿物质（如钙、钾、铁、铜、锰等）和少量维生素（如维生素 B_2、叶酸、维生素 C）。蜂蜜含有多种酶，具有促进人体代谢、润肠通便的功能。

【附件】

主要食物营养成分表（每 100g 食物所含营养成分）

类别	食物名称	蛋白质/g	脂肪/g	碳水化合物/g	热量/kcal*	无机盐类/g	钙/mg	磷/mg	铁/mg
谷类	大米	7.5	0.5	79	351	0.4	10	100	1.0
	小米	9.7	1.7	77	362	1.4	21	240	4.7
	高粱米	8.2	2.2	78	385	0.4	17	230	5.0
	玉蜀黍	8.5	4.3	73	365	1.7	22	210	1.6
	大麦仁	10.5	2.2	66	326	2.6	43	400	4.1
	面粉	12.0	0.8	70	339	1.5	22	180	7.6
干豆类	黄豆（大豆）	39.2	17.4	25	413	5.0	320	570	5.9
	青豆	37.3	18.3	30	434	5.0	240	530	5.4
	黑豆	49.8	12.1	19	384	4.0	250	450	10.5
	赤小豆	20.7	0.5	58	318	3.3	67	305	5.2
	绿豆	22.1	0.8	59	332	3.3	34	222	9.7
	花豇豆	22.6	2.1	58	341	2.5	100	456	7.9
	豌豆	24.0	1.0	58	339	2.9	57	225	0.8
	蚕豆	28.2	0.8	49	318	2.7	71	340	7.0
鲜豆类	青扁豆荚（鹊豆）	3.0	0.2	6	38	0.7	132	77	0.9
	白扁豆荚（刀子豆）	3.2	0.3	5	36	0.8	81	68	3.4
	四季豆（芸豆）	1.9	0.8	4	31	0.7	66	49	1.6
	豌豆（准豆、小寒豆）	7.2	0.3	12	80	0.9	13	90	0.8
	蚕豆（胡豆、佛豆）	9.0	0.7	11	86	1.2	15	217	1.7
	菜豆角	2.4	0.2	4	27	0.6	53	63	1.0

* 1kcal≈4.186kJ。

续表

类别	食物名称	蛋白质/g	脂肪/g	碳水化合物/g	热量/kcal	无机盐类/g	钙/mg	磷/mg	铁/mg
豆类制品	黄豆芽	11.5	2.0	7	92	1.4	68	102	6.4
	豆腐浆	1.6	0.7	1	17	0.2	—	—	—
	北豆腐	9.2	1.2	6	72	0.9	110	110	3.6
	豆腐乳	14.6	5.7	5	30	7.8	167	200	12.0
	绿豆芽	3.2	0.1	4	30	0.4	23	51	0.9
	豆腐渣	2.6	0.3	7	41	0.7	16	44	4.0
根茎类	小葱（火葱、麦葱）	1.4	0.3	5	28	0.8	63	28	1.0
	大葱（青葱）	1.0	0.3	6	31	0.3	12	46	0.6
	葱头（大蒜）	4.4	0.2	23	111	1.3	5	44	0.4
	芋头（土芝）	2.2	0.1	16	74	0.8	19	51	0.6
	红萝卜	2.0	0.4	5	32	1.4	19	23	1.9
	荸荠（乌芋）	1.5	0.1	21	91	1.5	5	68	0.5
	甘薯（红薯）	2.3	0.2	29	127	0.9	18	20	0.4
	藕	1.0	0.1	6	29	0.7	19	51	0.5
	白萝卜	0.6	—	6	26	0.8	49	34	0.5
	马铃薯（土豆、洋芋）	1.9	0.7	28	126	1.2	11	59	0.9
叶菜类	黄花菜（鲜金针菜）	2.9	0.5	12	64	1.2	73	69	1.4
	黄花（金针菜）	14.1	0.4	60	300	7.0	463	173	16.5
	菠菜	2.0	0.2	2	18	2.0	70	34	2.5
	韭菜	2.4	0.5	4	30	0.9	56	45	1.3
	苋菜	2.5	0.4	5	34	2.3	200	46	4.8
	油菜（胡菜）	2.0	0.1	4	25	1.4	140	52	3.4
	大白菜	1.4	0.3	3	19	0.7	33	42	0.4
	小白菜	1.1	0.1	2	13	0.8	86	27	1.2
	洋白菜（椰菜）	1.3	0.3	4	24	0.8	100	56	1.9
	香菜（芫荽）	2.0	0.3	7	39	1.5	170	49	5.6
	芹菜茎	2.2	0.3	2	20	1.0	160	61	8.5

续表

类别	食物名称	蛋白质/g	脂肪/g	碳水化合物/g	热量/kcal	无机盐类/g	钙/mg	磷/mg	铁/mg
菌类	蘑菇(鲜)	2.9	0.2	3	25	0.6	8	66	1.3
	口蘑(干)	35.6	1.4	23	247	16.2	100	162	32.0
	香菌(香菇)	13.0	1.8	54	384	4.8	124	415	25.3
海菜类	木耳(黑)	10.6	0.2	65	304	5.8	357	201	185.0
	海带(干,昆布)	8.2	0.1	57	262	12.9	2250	—	150.0
	紫菜	24.5	0.9	31	230	30.3	330	440	32.0
茄瓜果类	南瓜	0.8	—	3	15	0.5	27	22	0.2
	西葫芦	0.6	—	2	10	0.6	17	47	0.2
	瓠子(龙蛋瓜)	0.6	0.1	3	15	0.4	12	17	0.3
	丝瓜(布瓜)	1.5	0.1	5	27	0.5	28	45	0.8
	茄子	2.3	0.1	3	22	0.5	22	31	0.4
	冬瓜	0.4	—	2	10	0.3	19	12	0.3
	西瓜	1.2		4	21	0.2	6	10	0.2
	甜瓜	0.3	0.1	4	18	0.4	27	12	0.2
	菜瓜(地黄瓜)	0.9	—	2	12	0.3	24	11	0.2
	黄瓜	0.8	0.2	2	13	0.5	25	37	0.4
	西红柿(番茄)	0.6	0.3	2	13	0.4	8	32	0.4
水果类	柿	0.7	0.1	11	48	2.9	10	19	0.2
	枣	1.2	0.2	24	103	0.4	41	23	0.5
	苹果	0.2	0.6	15	60	0.2	11	9	0.3
	香蕉	1.2	0.6	20	90	0.7	10	35	0.2
	梨	0.1	0.1	12	49	0.3	5	6	0.2
	杏	0.9	—	10	44	0.6	26	24	0.8
	李	0.5	0.2	9	40	—	17	20	0.5
	桃	0.8	0.1	7	32	0.5	8	20	1.0
	樱桃	1.2	0.3	8	40	0.6	6	31	5.9
	葡萄	0.2	—	10	41	0.2	4	15	0.6

续表

类别	食物名称	蛋白质/g	脂肪/g	碳水化合物/g	热量/kcal	无机盐类/g	钙/mg	磷/mg	铁/mg
干果及坚果类	花生仁（炒熟）	26.5	44.8	20	589	3.1	71	399	2.0
	栗子（生及熟）	4.8	1.5	44	209	1.1	15	91	1.7
	杏仁（炒熟）	25.7	51	9	597	2.5	141	202	3.9
	菱角（生）	3.6	0.5	24	115	1.7	9	49	0.7
	红枣（干）	3.3	0.5	73	309	1.4	61	55	1.6
走兽类	牛肉	20.1	10.2	—	172	1.1	7	170	0.9
	牛肝	18.9	2.6	9	135	0.9	13	400	9
	羊肉	11.1	28.8	0.5	306	0.9	11	129	2
	羊肝	18.5	7.2	4	155	1.4	9	414	6.6
	猪肉	16.9	29.2	1.1	335	0.9	11	170	0.4
	猪肝	20.1	4.0	2.9	128	1.8	11	270	25
乳类	牛奶（鲜）	3.1	3.5	4.6	62	0.7	120	90	0.1
	牛奶粉	25.6	26.7	35.6	48.5	—	900	—	0.8
	羊奶（鲜）	3.8	4.1	4.6	71	0.9	140		0.7
飞禽类	鸡肉	23.3	1.2	—	104	1.1	11	190	1.5
	鸭肉	16.5	7.5	0.1	134	0.9	11	145	4.1
蛋类	鸡蛋（全）	14,8	11.6	—	164	1.1	55	210	2.7
	鸭蛋（全）	13	14.7	0.5	186	1.8	71	210	3.2
	咸鸭蛋（全）	11.3	13.2	3.3	178	6	102	214	3.6
爬虫类	田鸡（青蛙）	11.9	0.3	0.2	51	0.6	22	159	1.3
	甲鱼	16.5	1	1.5	81	0.9	107	135	1.4
蛤类	河螃蟹	1.4	5.9	7.4	139	1.8	129	145	13.0
	明虾	20.6	0.7	0.2	90	1.5	35	150	0.1
	青虾	16.4	1.3	0.1	78	1.2	99	205	0.3
	虾米（河产及海产）	46.8	2	—	205	25.2	882	—	—
	田螺	10.7	1.2	3.8	69	3.3	357	191	19.8
	蛤蜊	10.8	1.6	4.8	77	3	37	82	14.2

续表

类别	食物名称	蛋白质/g	脂肪/g	碳水化合物/g	热量/kcal	无机盐类/g	钙/mg	磷/mg	铁/mg
鱼类	鲫鱼	13	1.1	0.1	62	0.8	54	20.3	2.5
	鲤鱼	18.1	1.6	0.2	88	1.1	28	17.6	1.3
	鳝鱼	17.9	0.5	—	76	0.6	27	4.6	4.6
	带鱼	15.9	3.4	1.5	100	1.1	48	53	2.3
	黄花鱼(石首鱼)	17.2	0.7	0.3	76	0.9	31	204	1.8
油脂及其他	猪油(炼)	—	99		891		—	—	—
	芝麻油	—	100		900		—	—	—
	花生油	—	100		900		—	—	—
	芝麻酱	20.0	52.9	15	616	5.2	870	530	58
	豆油	—	100		900		—	—	—

【参考文献】

[1] 张爱珍. 医学营养学. 3 版. 北京:人民卫生出版社,1998.

[2] 罗冰. 营养学基础与应用. 北京:经济管理出版社,2016.

[3] 齐玉梅. 现代营养治疗. 北京:中国医药科技出版社,2016.

[4] 胡敏. 营养师手册. 3 版. 北京:化学工业出版社,2015.

[5] 杨月欣. 中国食物成分表(第一册). 2 版. 北京:北京大学医学出版社,2009.

常见食物的温热寒凉分类

中医讲究药物之"四气",指药有温、热、寒、凉四种不同的性质。同理,食物也有温、热、寒、凉之分。热性体质和证候(阳胜或阴虚)的人群适合食用寒、凉性食物或平性食物;寒性体质和证候(阴胜或阳虚)的人群适合食用温、热性食物或平性食物;平和体质的人群适合食用平性食物。

中医自古就有"药食同源"(亦称"医食同源")一说,认为大多数食物也是药物,与药物一样能够起到防病治病的作用。因此,选择适合自己体质的食物,同样能达到防病治病、养生保健的目的。那么,在日常生活中,我们该如何区分食物的温、热、寒、凉呢? 总结起来,大致可以通过以下几点进行区分。

(1)颜色偏绿,性偏寒凉;颜色偏红,性偏温热。

(2)味苦、酸,性偏寒凉;味甜、辛,性偏温热。

(3)水生植物,性偏寒凉;陆生植物,性偏温热。

(4)背阴植物,性偏寒凉;向阳植物,性偏温热。

(5)冬、夏季食物,性偏寒凉;春、秋季食物,性偏温热。

将常见食物的寒热温凉整理如下,仅供参考。

1. 温性食物

分类	常见食物
蔬菜	香菜、芥菜、韭菜、南瓜、洋葱、蒜苗、蒜薹、扁豆
水果	枣、杏、桃、樱桃、石榴、乌梅、栗子、百香果、枇杷、樱桃、金橘、佛手柑、杨梅、红毛丹、山楂、木瓜
水产	鳝、淡菜、带鱼、鳙鱼、鲢鱼、鳟鱼、海参、海星、鲶鱼、刀鱼、虾
肉类	鸡肉、猪肚、猪肝、火腿
蛋类	鹅蛋
调味品	白酒、料酒、生姜、蒜、葱、醋、茴香、孜然、红糖、植物油

续表

分类	常见食物
五谷杂粮	紫米、西米、面粉、高粱、糯米
其他	红茶、红酒、黄酒、咖啡、羊奶、红枣、杏仁、栗子、开心果

2. 热性食物

分类	常见食物
水果	榴梿、荔枝、桂圆
调味品	辣椒、花椒、胡椒、肉桂、咖喱、芥末
肉类	羊肉、狗肉、鹿肉、鹅肉

3. 寒性食物

分类	常见食物
蔬菜	苦瓜、莲藕、茭白、蕨菜、莼菜、荸荠、竹笋、芦笋、慈姑、马齿苋、鱼腥草、空心菜、豆芽菜
水果	甘蔗、柿子、西瓜、哈密瓜、圣女果、甜瓜、香蕉、桑葚、柚子、猕猴桃、阳桃
水产	蛤蜊、蛏子、牡蛎、生蚝、章鱼、紫菜、海带、海藻、螃蟹、田螺、泥螺、蜗牛、螺蛳、河蚌、蚬
肉类	鸭肉、马肉
蛋类	松花蛋
调味品	食盐、酱油、酱
其他	绿茶、苦丁茶、啤酒、柿饼

4. 凉性食物

分类	常见食物
蔬菜	芹菜、生菜、茄子、白萝卜、冬瓜、黄瓜、丝瓜、油菜、菠菜、苋菜、马兰头、蘑菇、莴苣
水果	草莓、苹果、梨、枇杷、橙子、杧果、火龙果
肉类	猪皮、蛙肉
蛋类	鸭蛋
五谷杂粮	小米、大麦、小麦、绿豆、薏苡仁、荞麦
其他	菊花茶、菱角、豆腐、罗汉果

5. 平性食物

分类	常见食物
蔬菜	青菜、白菜、黄花菜、黄芽菜、荠菜、香椿、茼蒿、圆白菜、芋头、四季豆、胡萝卜、黑木耳、西兰花、花菜、香菇、金针菇、土豆、豇豆、山药
水果	橄榄、无花果、番石榴、李子、橘子、葡萄、柠檬、冬枣、山竹、莲雾
水产	黄鱼、泥鳅、鲳鱼、青鱼、鲫鱼、鳜鱼、鲤鱼、鲈鱼、鲟鱼、鲥鱼、银鱼、鲍鱼、鱿鱼、金枪鱼、泥鳅、甲鱼、海蜇、墨鱼、鱿鱼、干贝
肉类	猪肉、猪肾、猪肠、鸽肉、乌鸡、鹌鹑
蛋类	鸡蛋、鸽蛋、鹌鹑蛋
调味品	白砂糖、冰糖、豆豉、味精、鸡精
五谷杂粮	大米、黑大豆、赤小豆、蚕豆、黄豆、粳米、玉米、燕麦、地瓜、芝麻
其他	牛奶、蜂蜜、蜂王浆、豆浆、燕窝、枸杞、百合、银耳、腰果、榛子、榧子、葵花籽、西瓜籽、花生、白果、莲子、核桃、芡实、蚕蛹

【参考文献】

［1］辨别食物寒热 科学饮食.黑龙江粮食,2010(5):54.

［2］常见食物性味一览表.食品指南,2009(7):90.

附录 4

保健食品的分类与选用

一、营养支持对肿瘤患者的意义

肿瘤是一种全身消耗性疾病,近年来其发病率逐年升高。目前,多采用手术、放化疗等方法来治疗肿瘤。这些治疗在杀死肿瘤细胞的同时也会破坏正常细胞,损伤机体元气,导致机体出现气血亏虚、阴阳失衡等,患者常表现为食欲不振、异味感、厌食、腹胀、恶心、呕吐、便秘等脾胃受损症状,而这些症状又会影响患者的进一步治疗及恢复。在这种情况下,肿瘤患者的饮食不仅要满足患者日常的基本营养需求,而且要满足肿瘤消耗、感染、贫血以及治疗的需要。因此,肿瘤患者在总体水平上处于一种高代谢状态,对蛋白质、热量的需求要比正常人每日多 $1046.46 \sim 2092.93J(250 \sim 500cal)$,故适量且充足的热量供给对疾病的支持治疗及患者生活质量的提高具有重要的意义,也是贯穿肿瘤治疗的基本条件。无论是对围手术期的治疗患者,还是对接受放化疗等其他治疗的患者,适量且充足的热量供应都有着极为重要的意义。适宜的热量摄入能够维持患者的体重,避免身体组织丢失,稳定内环境,有利于改善临床结局。

正因如此,肿瘤患者及其家属常常会给患者增加一些保健食品,即人们俗称的"补品",其既可以满足人体生理需要,又可以起到辅助治疗的作用,能够帮助患者保持体力以接受治疗及更好更快地恢复。因此,正确选择与服用保健食品对疾病的治疗和康复有着重要的意义。

二、碳水化合物、蛋白质、维生素的重要性与需要量

食物含有维持人体正常生理功能和新陈代谢的碳水化合物、蛋白质、维生素等重要营养物质。肿瘤患者的饮食应该尽可能做到清淡和高营养、优质量结合,质软、易消化和富含维生素相结合,供应量和机体消耗量相结合。应按照年龄、

性别、基础代谢率、体质指数、劳动强度等合理供给热量。蛋白质、脂肪和碳水化合物的摄入比例分别为12%～14%、25%～30%和65%左右。每日摄入多种谷类、豆、根茎类食物，非消化道肿瘤患者可适当增加粗加工谷类的比例；控制肉类摄入量。总的说来，动物蛋白优于植物蛋白，乳清蛋白优于酪蛋白。限制红肉（牛、羊、猪肉等）摄入量，可以选择鱼、家禽肉取代红肉；每日食用蔬菜和水果400～600g为宜，且要求色彩缤纷、种类繁多。

在肿瘤治疗和恢复的过程中，肿瘤患者的身体状况和肿瘤的消耗属性决定了患者体内蛋白质分解多、合成代谢少，机体处于负氮平衡状态，故对蛋白质的需求量比正常状态有所增加。但是，在消化功能减退和食欲下降的情况下，肿瘤患者每日摄入的食物量往往难以满足每日最低的营养需求，这也是我们经常选用保健食品以尽可能为患者提供营养的原因。

以下列出各种营养物质的功能及其需要量。

（1）碳水化合物　碳水化合物作为膳食中首要的热量来源，其主要功能是提供热量，维持体内热量代谢的平衡与稳态。但是，过多摄入精制糖、精加工谷类和部分薯类会导致肥胖、胰岛素抵抗，从而增加肿瘤、心血管疾病等的发生风险。中国营养学会建议居民膳食碳水化合物提供的热量应占总热量的55%～65%，膳食总热量的50%～60%应来自复杂碳水化合物（大米、小麦、玉米、马铃薯、豆类等）。

（2）蛋白质　蛋白质是人体组织与器官的重要组成成分，还能够调节生理功能，提供部分热量，维持细胞组织生长、更新和修复。在正常情况下，成年人体内的蛋白质处于不断分解和合成的动态平衡，每天约有3%的蛋白质自我更新。这种动态平衡对维持机体的组织、细胞功能及生长调节等全关重要。肿瘤患者的蛋白质需求量取决于个体的蛋白质在体内的代谢利用，一般建议每日蛋白质供给量为1.0～1.5g/kg，严重消耗者为1.5～2.0g/kg。

（3）维生素　维生素参与机体各种重要的生命活动，对机体的新陈代谢、神经和内分泌活动有极其重要的意义。长期或严重缺乏某种或某几种维生素会引起生理功能障碍而发生各种疾病，且维生素往往不能由人体自身合成或自身合成含量不足，一般需要从食物中摄取。

以下列出常见的饮食种类和它们所含的各类营养物质。

（1）蛋白质类　蛋白质类包括鱼、蛋、肉类以及豆制品和豆类，这类食物是蛋白质和B族维生素的主要来源。

饮食中的蛋白质是人体蛋白质的主要来源，而肉类、蛋奶类、大豆类是膳食蛋白质的主要来源。动物性食物如瘦肉类含有15%～20%的蛋白质，提供多种必需氨基酸、锌、铁、硒、维生素 B_6、维生素 B_{12}、维生素 D 等。部分植物性食物含有植物蛋白,如谷类主食含蛋白质 10% 左右。一般要求优质蛋白(包括植物蛋白和大豆蛋白)占膳食总蛋白量的 30%～50%。

(2)乳品类　各种乳制品是维生素 A、维生素 B 和维生素 D 以及钙的主要来源。

(3)新鲜水果、蔬菜类　新鲜水果、蔬菜类主要提供维生素和矿物质,特别是柑橘类为维生素 C 的主要来源,深黄绿色蔬菜则可提供胡萝卜素。

(4)谷物类　如馒头、面条、麦片粥等可提供糖类、B 族维生素和铁质等营养物质。

三、体质与肿瘤患者的保健饮食

对于肿瘤患者,无论是现代医学还是传统医学,两者都强调饮食调理的重要性。而中医更是提出,饮食保健应该根据患者的不同疾病种类与体质来辨证论治。早在唐代,药王孙思邈就在《千金方》中提出:"安身之本,必资于食。"由此可见,食补对中医理论的影响源远流长。

中医理论认为,阴阳表里、寒热虚实是辨证论治的总纲,其中阴阳虚实更是重中之重。因此,在选用保健食品时,也可以从患者的疾病与体质的阴阳虚实出发。而不同食物都有各自不同的性味(寒、热、温、凉、酸、苦、甘、辛、咸)及营养特性,故在选择保健食品时,应按患者的个体情况选用相应的食物并加以配合调理才能达到理想的效果。

虚证的症状难以全面概括,其可由先天不足、后天失调以及疾病损耗所产生,常见于久病患者。阳虚患者常见面色㿠白,畏寒肢冷,口淡不渴,或喜热饮,或自汗,小便清长或尿少浮肿,大便稀薄,舌淡胖,苔白滑,脉沉迟无力等。典型的阳虚患者可以适当服用龙眼、荔枝、牛羊肉、海参、人参、黄芪、冬虫夏草、肉苁蓉等保健食物,烹饪时可加入少许姜、茴香等佐料。阴虚患者常见形体偏瘦,两颧潮红,口燥咽干,五心烦热,潮热盗汗,午后尤甚,小便短黄,大便干结,舌红少津,脉细数等。典型的阴虚患者可以适当服用太子参、西洋参、梨、百合、甲鱼、牡蛎、灵芝、石斛等保健食物。

实证的症状亦难以全面概括,主要是由外来邪气侵犯人体,或者脏腑功能失调,气机阻滞,使痰饮、瘀血、宿食等有形病理壅聚停滞于体内所致。实证常见声高气粗、恶寒多难以缓解、发热多为高热、疼痛拒按、腹胀难减、舌质苍老、舌苔厚腻、脉实有力等。当患者表现以实证为主时,建议饮食以清化为主,一味服食滋腻补品只会增加脾胃负担,此时可以选用麦芽、山药、白扁豆、薏苡仁等清淡平和又有助脾胃功能的饮食。

"药食同源"是中医理论中非常重要的部分,即在人们的日常饮食中,可以选用一些具有保健甚至防治疾病功效的食物,如人参、灵芝、石斛等。它们相对于药物而言,功效更加平和且持久,口味也易被大众接受。而在选用保健食物时,应该注意以下几个方面。

(1)应尽量选用当季的食材,如夏季可以选用丝瓜、马齿苋、荷叶等,冬季可以选用藕、萝卜、白果、山药等。

(2)应根据不同的季节与身体状况来选用食材,如冬季天气寒冷,人们常会服用较多温热性质的食物,以致体内积存郁热,此时就可以选用萝卜等凉性食物来疏解;而夏季人们常会服用较多凉性食物,如绿豆、西瓜、各类冷饮等,此时就可以选择生姜等具有温热属性的食物,以免饮食过于寒凉而损伤脾胃。

(3)应注意食物与药物定义的差异。以姜为例,生姜是指鲜姜、新姜,其皮薄肉嫩、味道偏淡;老姜是指在土地里的生长时间超过 3 年,挖掘出来后经过一段时间的储存,颜色偏暗、质地较硬的姜,其味道辛辣。一般人们认为的老姜其实是指放置时间较久的生姜,它们彼此之间的性质、味道与药效是有一定差别的。

四、不同治疗阶段与肿瘤患者的保健饮食

肿瘤患者的具体情况与疾病种类和所接受的治疗方法密切相关,故需要根据患者的具体情况与条件来选择保健食品,盲目进补或者食用大量滋补食物都是不可取的。

(1)手术患者往往消耗较多,且较为虚弱,若立即服用大量滋补食物,则不仅不能帮助患者恢复,而且易加重脾胃负担。因此,对于术后可以自主进食的患者,应供给充足的热量、蛋白质和维生素,以维持患者的营养。患者的饮食要种类多样、易消化,多食含优质蛋白的牛奶、鸡蛋、鱼类、肉类、家禽类等;多食含糖丰富的米、面等,以补充热量;多食含维生素丰富的水果、坚果以及胡萝卜、西红柿、卷心菜等新鲜蔬菜。

(2)恶性肿瘤患者在经过放疗后,经常会出现咽喉肿痛、口渴、舌头发红等阴虚火旺症状。针对这种情况,患者应食用清淡降火、扶正生津的食物,如梨、莲子、白木耳、薏苡仁、沙参、石斛、野山参等。

(3)恶性肿瘤患者在经过化疗后,经常会出现恶心呕吐、血小板以及白细胞下降、脉象细弱、乏力出汗等现象。针对这种情况,患者可以食用开胃健脾、促进

食欲的食物,如瘦肉、甲鱼、红枣、桂圆、枸杞、黄芪等,但最终还需要依据患者体质而定。

(4)肿瘤患者的疾病类型、体质特点各不相同,因此他们对保健食物的需求也不同。但是,建议所有肿瘤患者尽量少食或不食腌制、霉变、烧烤(尤其是烧焦部分)、烟熏以及含大量色素、香精的食物;肿瘤患者尤其是消化道肿瘤患者切勿进食过热、生冷、粗糙、辛辣、油腻食物;限制脂肪、油类、食盐的摄入量;建议不饮酒,禁饮烈性酒;戒烟。

(5)由于不同类型的肿瘤有各自不同的症状、病理特点,因此在保健饮食的选择上也各不相同。例如,肝癌患者不宜进食脂肪含量高的食物,如坚果、芝麻、鱼肝油等,可以选择以高质量蛋白、新鲜蔬果为主的食谱。肠癌患者尤其是术后不久或者还在接受放化疗的患者应该避免食用坚硬、具刺激性的食物,如带皮的红枣、带籽的蔬果等。乳腺癌患者尤其是激素依赖性的乳腺癌患者应避免食用蜂王浆、蛤蟆油、紫河车(胎盘)、人工饲养的黄鳝等雌激素含量较高的食物。

五、常见误区

服用保健食品通常存在以下一些误区。

一是过多、过度服用补品。肿瘤患者在接受手术、放化疗等治疗后,往往体质虚弱,他们迫切希望通过服用各种补品如参类、铁皮石斛、冬虫夏草、灵芝、甲鱼、泥鳅等来促进机体的恢复,但在进补的过程中,往往会出现过度补益或者进补的方式不适合个人体质的状况。

二是所谓的"饿死"肿瘤。肿瘤增殖依赖人体的营养供给,因此个别患者误以为减少营养摄入就可以遏制肿瘤细胞增殖。但是实际上,这不仅不能起到抑制肿瘤生长的作用,而且可能导致自身营养不良。

三是部分患者担心肿瘤复发而过分讲究饮食。中医有"忌口""发物"等说法。所谓发物,是指食后能诱发某种生理或病理变化,或者加速病情发展的食物,如鸡、无鳞鱼类、海鲜等。患者往往过分相信发物的存在而导致忌口的扩大。这些缺乏科学性的做法往往对疾病无益,甚至可能导致病情恶化。"忌口"不是绝对的,而是根据自身体质相对而言,这些问题尚需进行深入的临床和实验研究,应具体情况具体分析,以免影响营养的均衡摄入。只有均衡的饮食才可保障人体正常的营养需求。

四是在一般情况下,肿瘤患者要注意勿过食油腻肥厚炙搏烹炸之物,但不必绝对化、机械化,而是根据自身的具体情况灵活对待,以平和、不偏嗜为要。

【附件】

几种应用广泛的保健食品的功效与选择

石斛　味甘性微寒,有益胃生津、滋阴清热之功效,且四季均可服用。石斛可用于治疗津液亏损、口干烦渴、食少干呕、大病后虚热不退等症状。然而本品能敛病邪,故感冒发作期、温热病患者不宜服用。此外,本品还会助湿,故舌苔厚腻、大便黏滞不爽的湿邪偏盛患者也不宜服用。食用方法:10～15g 鲜品榨汁饮用为佳。

冬虫夏草　味甘性平,有补肾益肺、止血化痰之功效。冬虫夏草可应用于由虚证引起的腰膝酸痛、久咳虚喘、劳咳痰血、病后体虚不复、自汗怕冷的患者。有感冒等表邪病的患者不宜使用。现代科学研究发现,冬虫夏草有提高细胞免疫、抗心肌缺血、抑制血栓形成、抗病毒、抗放射等作用。服用方法:每次 3～9g,每日 1 次,煎汤或者炖服。

灵芝　味甘性平,有补气安神、止咳平喘之功效。本品对心神不宁、失眠心悸、肺虚喘咳、虚劳短气、不思饮食的虚证患者效果良好。现代医学发现,灵芝含有的灵芝多糖有广泛的免疫调节活性,灵芝子实体、灵芝多糖及从灵芝孢子中分离出来的三萜类化合物均有抗肿瘤作用。服用方法:每次 6～12g,每日 1～2 次,煎汤服用。

参　参的种类十分复杂,常见的参类有山参、红参(亦称高丽参)、西洋参、生晒参等。

山参味甘性微温,有大补元气、补脾益肺、生津养血、安神益智之功效。本品对四肢冰冷、脉微欲绝、大病久病、脾虚食少、肺虚喘咳、内热口渴、惊悸失眠等患者有较好的疗效。现代科学研究发现,人参具有增强免疫功能、抗肿瘤、降血脂、降血糖和抗利尿等作用。但是,长期食用人参的患者可能出现兴奋、晨间腹泻、皮疹、失眠、神经过敏、高血压、抑郁、闭经等不良反应。服用方法:挽救虚脱可用15～30g,文火另煎兑服。此外,也可碾末吞服,每次 1～2g。日常服用可煎服,每次3～9g,每日 1 次,以上午服用为佳。

红参是人参经过加工后的制品,味甘性热。本品能大补元气,益气摄血,对体质虚寒、崩漏等患者的疗效良好,但体质偏热或体内热度偏盛的患者慎用。服用方法:一般煎服,每次 3～9g,每日 1 次。

西洋参味甘性凉,有补气养阴、清热生津之功效,且有类似人参的益气救脱功效,但药力稍逊。本品可用于治疗大汗、大泻、大量失血等阴津耗伤引起的神疲乏力、气息短促、咳喘痰血、心烦口渴、自汗热黏、大便干结、尿短涩赤等气阴两虚症状。此外,也可用于治疗心脾两虚、气阴两虚引起的失眠多梦、纳呆食滞、口渴心烦等症状。西洋参略偏苦寒,故虚寒体质的患者应慎用。服用方法:煎服,3～6g;亦可用散剂、丸剂,每次0.5～1.0g。

生晒参指人参从土地里挖出洗净晒干后的状态。本品有大补元气、补脾益肺、生津止渴之功效。生晒参适用于元气虚脱、面色苍白、心悸不安、失眠健忘、虚汗不止、四肢不温、脉微欲绝、咳喘乏力、易感风寒的患者。水煎,每日用量为3～6g;粉剂由小剂量开始使用,逐渐可增至每日1～2g。

参类药物都不宜长期服用,经期妇女除有明确医嘱外不建议使用。在服用参类时,不宜同服萝卜、绿豆、浓茶等。山参、红参、生晒参等参类及其加工产物不宜与藜芦、五灵脂同服。

【参考文献】

[1] 中国抗癌协会,中国抗癌协会肿瘤营养与支持治疗专业委员会,中国抗癌协会肿瘤康复与姑息治疗专业委员会,等. 中国肿瘤营养治疗指南. 北京:人民卫生出版社,2015.

[2] 蔡东联. 现代饮食治疗学. 北京:人民军医出版社,1996.

[3] 查冬云. 肿瘤化疗患者的饮食护理. 中国实用医药,2010,5(17):207-208.

[4] 李灿东,吴承玉. 中医诊断学. 北京:中国中医药出版社,2012.

[5] 韩丽. 恶性肿瘤患者营养状况分析及中西医结合饮食护理. 中国继续医学教育,2013(3):52-53.

[6] 楼金杰,谢长生. 中医阴阳学说指导肿瘤患者饮食调理的探讨. 山西中医学院学报,2016,17(1):8-10.

[7] 张智风,李际君,刘英,等. 恶性肿瘤患者的饮食护理. 现代医药卫生,2005,21(15):2060.

[8] 钟赣生. 中药学. 北京:中国中医药出版社,2012.

缩写词列表

（按英文字母顺序排列）

缩写词	英文全称	中文全称
ACS	American Cancer Society	美国癌症协会
ALT	alanine aminotransferase（＝glutamic pyruvic transaminase)	丙氨酸转氨酶(＝谷丙转氨酶)
APACHE	acute physiology and chronic health evaluation	急性生理学与慢性健康状况评价
APTT	activated partial thromboplastin time	活化部分凝血活酶时间
AST	aspartate aminotransferase（＝glutamic oxaloacetic transaminase)	天冬氨酸转氨酶(＝谷草转氨酶)
ATP	adenosine triphosphate	三磷酸腺苷
BUN	blood urea nitrogen	血尿素氮
CNT	cancer nutrition therapy	肿瘤营养疗法
COPD	chronic obstructive pulmonary disease	慢性阻塞性肺疾病
CVC	central venous catheter	中心静脉导管
ECOG	Eastern Cooperative Oncology Group	美国东部肿瘤协作组
KPS	Karnofsky performance status	卡氏体能状态评分标准
PDH	pyruvate dehydrogenase	丙酮酸脱氢酶
PDK	pyruvate dehydrogenase kinase	丙酮酸脱氢酶激酶
PG-SGA	Patient-Generated Subjective Global Assessment	患者提供的主观整体营养状况评量表
PICC	peripherally inserted central venous catheter	外周中心静脉导管
PT	prothrombin time	凝血酶原时间
NCCN	The National Comprehensive Cancer Network	美国国立综合癌症网络
NRS	numeric rating scales	数字评分法
WHO	World Health Organization	世界卫生组织